# 岭南**100**种中药
## 识别与应用

主 编◎陈舜让　朱思旭

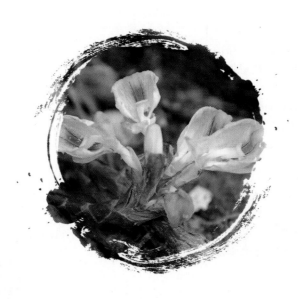

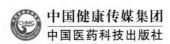

中国健康传媒集团
中国医药科技出版社

# 内 容 提 要

广东地属岭南地区，中药资源丰富，是全国药材的主产区之一。本书分为总论和分论两部分，总论主要阐述岭南中医药资源及文化，各论精选岭南地区常见的100种中药，从科普角度，介绍其植物来源和特征、药材经验鉴别、道地药材品质以及日常应用。全书图文并茂，既可为专业的中医药人士提供参考，又可最大限度地帮助读者了解药品常识、提高合理用药的安全性、防范用药风险。

## 图书在版编目（CIP）数据

岭南100种中药识别与应用/陈舜让，朱思旭主编.— 北京：中国医药科技出版社，2022.12
　　ISBN 978-7-5214-3703-4

　　Ⅰ.①岭…　Ⅱ.①陈…②朱…　Ⅲ.①中药材—中药鉴定学　Ⅳ.① R282.5

中国版本图书馆 CIP 数据核字（2022）第 236191 号

**美术编辑**　陈君杞
**版式设计**　也　在

出版　**中国健康传媒集团** | 中国医药科技出版社
地址　北京市海淀区文慧园北路甲 22 号
邮编　100082
电话　发行：010-62227427　邮购：010-62236938
网址　www.cmstp.com
规格　710×1000mm $^1/_{16}$
印张　14 $^1/_4$
字数　238 千字
版次　2022 年 12 月第 1 版
印次　2022 年 12 月第 1 次印刷
印刷　北京盛通印刷股份有限公司
经销　全国各地新华书店
书号　ISBN 978-7-5214-3703-4
定价　**88.00 元**

获取新书信息、投稿、为图书纠错，请扫码联系我们。

# 编 委 会

# 序

岭南中医药文化对我国医药事业的发展具有特殊的贡献。岭南是我国南方五岭（越城岭、都庞岭、萌渚岭、骑田岭、大庾岭）以南地区的概称，现特指广东、广西、海南、香港、澳门三省两区。在古代，岭南地区因远离中原，人口稀少，经济、文化、交通相对落后，一度被称为"南蛮之地"。根据1700多年前东晋医药学家葛洪《肘后备急方》一书"青蒿一握，以水二升渍，绞取汁，尽服之"的提示和灵感，屠呦呦团队发现了青蒿素，并获2015年诺贝尔生理学或医学奖，是中国医学界迄今为止获得的最高奖项。

岭南中医药文化亟待传承和发展。岭南地区属东亚季风气候区，具有热带、亚热带季风海洋性气候特点，全年平均气温较高，潮湿多雨，"湿邪"与"山岚瘴气"，宋元时期，释继洪从汝州来到岭南地区，他所著的《岭南卫生方》中认为："岭南号炎热，而又濒海，地卑而土薄。炎方土薄，故阳燠之气常泄；濒海地卑，故阴湿之气常盛。"这是岭南地区的重要致病因素的总概括。岭南气候温暖，雨水充沛，林木茂盛，中药资源极为丰富，是全国地道药材"南药"和"广药"的主要产区之一。中医药在岭南地区有深厚的群众基础，加之中草药随处可以找到，并有着"简、便、廉、验"的实用性，因此中医药在岭南地区得到了比较良好的传承。近代，随着经济的发展、生活节奏加快，加之受西医西药的影响，现在认识、研究和使用岭南中医药的人越来越少，继承传统中医药文化，特别是具有地方特色的岭南中草药文化，是迫在眉睫的事情。

广东省药品监督管理局高度重视增强文化自信，传承推广岭南中医药文化。作为药品监管部门，从 2018 年开始，创办了"广东省药品科普网（安安网）"，向广大读者介绍药品安全科普知识。安安网充分利用科普资源，组织编撰了《岭南 100 种中药识别与应用》，精选岭南地区常见常用的 100 种中药，着重从科普角度，介绍其植物来源和特征、药材经验鉴别以及日常应用，全书图文并茂，既可为专业的中医药人士提供参考，又能向一般读者提供岭南中医药文化科普知识，功在当代，利在千秋。

中医药学包含着中华民族几千年的健康养生理念及其实践经验，期待着《岭南 100 种中药识别与应用》一书的出版，让岭南中医药文化焕发新的光彩，为人民的健康贡献中医药的力量！

广东省药品监督管理局局长　江效东

2022 年 8 月

# 前　言

　　由广东省药品监督管理局打造、全国药监系统专业性药品安全科普公益网站，安安网（广东省药品科普网）致力于做最实用、最简单易懂并面向广大读者的药品安全科普。安安网秉承促进"药品安全、健康生活"的宗旨，以"安安科普"品牌在微信公众号、抖音、百家号等主流平台建立了自己的"科普阵地"；内容涵盖药品、化妆品、医疗器械三大领域，拥有头条、辟谣、访谈、医药典故、医药前沿等特色栏目。为扩大科普作品的利用率，最大限度帮助读者了解药品常识、提高药品安全知识、合理用药、防范用药风险，安安网常根据传播渠道的特点，对作品进行二次创作，如创作成为适合于药品安全科普知识进基层、进社区、进校园活动的视听表演节目等。《岭南100种中药识别与应用》一书是安安网对有关中药科普作品进行标题趣味性、内容图片化等的再加工、再创作而成。

　　全国各地都有道地药材，如"四大怀药""浙八味"等。广东地属岭南地区，气候和地理环境适合植物生长，中药资源极为丰富，也是全国药材的主要产区之一，历史上也出产并形成了不少享誉各地的广东道地药材，俗称"广药"。广东首批立法保护岭南道地药材中药材品种有化橘红、广陈皮、阳春砂、广藿

1

香、巴戟天、沉香、广佛手、何首乌，习称"粤八味"。

《岭南100种中药识别与应用》主要集中介绍岭南地区常用的中药科普知识。全书分为两部分，总论主要阐述岭南中医药资源及文化，各论按中药名称笔画排序，向广大读者介绍100种中药。中药品种的选取按主要集中岭南区域内的、业界所公认的道地品种为原则。每种中药配有原植物图（含花期和果期的特写图）、药材性状的高清图片和简单的文字描述，文末还附有简单实用的日常应用。

本书的编写得到安安网编辑部专家、广东药科大学刘基柱老师、广州中医药大学冼建春老师的鼎力支持，广东省药师协会、广州采芝林药业有限公司提供了大量的药材性状图片，在此致以诚挚的感谢！

由于编者水平有限，书中难免有不足之处，敬请读者批评指正。

编　者

2022 年 8 月

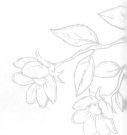

# 目 录

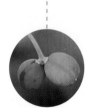

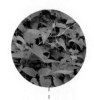
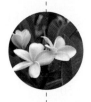
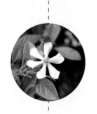
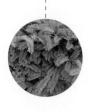

# 总　论

# 一、岭南自然资源概况

岭南，是我国南方五岭以南地区的概称，以五岭为界与内陆相隔。五岭由越城岭、都庞岭、萌渚岭、骑田岭、大庾岭五座山脉组成，大体分布在广西东部至广东东部和湖南、江西四省边界处。历史上大致包括广东（含海南、香港、澳门）、广西和云南省东部、福建省西南部的部分地区。现在的岭南地区特指华南区域范围内的广东、广西、海南、香港、澳门三省二区。

## （一）广东省自然概况

广东，因汉代的古地名"广信"（现在的广东省封开县）以东和宋代的"广南东路"而得名。

广东省地处中国大陆南部。东邻福建，北接江西、湖南，西接广西，南邻南海，珠江口东西两侧分别与香港、澳门特别行政区接壤，西南部雷州半岛隔琼州海峡与海南省相望。北回归线横贯中部。

### 1. 地形地貌

广东省地貌类型复杂多样，有山地、丘陵、台地和平原，地形特征以山地、丘陵地形为主，两者面积约占广东省总面积的60%。地势总体北高南低，北部多为山地和高丘陵，南部则为平原和台地。广东省主要的山地都属于南岭山脉的组成部分，最高峰石坑崆海拔1902米，位于阳山、乳源与湖南省的交界处；山地丘陵多分布在广东省的中北部地区，珠江三角洲地区地势低平。南岭是我国南方地区重要的山脉，呈东西走向，绵延1400多千米。

广东省的平原，主要分布在南部沿海地区，包括珠江三角洲平原、潮汕平原以及高要、清远、惠阳等冲积平原。其中珠江三角洲平原是广东省面积最大的平原，由珠江水系携带的泥沙冲积而成，珠江三角洲平原地势平坦、河网密布、土壤深厚肥沃。

## 2. 气候特征

广东地处亚热带，北回归线横穿广东省中部，属于亚热带海洋性季风气候，是中国光、热和水资源最丰富的地区之一。广东年均气温 22.3℃。降水充沛，年均降水量在 1300~2500mm 之间。广东省是各种气象灾害多发省份，主要灾害有暴雨洪涝、热带气旋、强对流天气、雷击、高温、干旱及低温阴雨、寒潮和冰（霜）冻等低温灾害。

## 3. 水资源、河流与水系

广东省面临南海，直接承受来自印度洋孟加拉湾及太平洋水汽的输入，气候温暖湿润，降水丰沛，水资源量较丰富。广东省位于珠江流域下游，境内河流众多，主要河系为珠江水系的西江、北江、东江以及韩江水系，其中珠江是我国第四大河流，而水量仅次于长江，居全国第二。其次为粤东的榕江、练江、螺河和黄岗河以及粤西的漠阳江、鉴江、九洲江和南渡河等独流入海河流。

## 4. 森林与野生植物资源

广东地势北高南低，北依五岭，南濒南海。北回归线从本省中部横穿而过，南亚热带和热带季风气候类型，使这里成为全国光、热、水资源最丰富的地区。境内山地、平原、丘陵纵横交错，北部南岭地区的典型植被为亚热带山地常绿阔叶林，中部为亚热带常绿季雨林，南部为热带常绿季雨林，主要以针叶林、中幼林为主。2020 年广东森林覆盖率为 58.66%。

广东有维管束植物 7700 多种，隶属于 2051 属、289 科，其中野生植物有6135 种，列入国家重点保护野生植物名录的有 57 种（包括国家一级 8 种，国家二级 49 种）。其中由林业部门管理的一级保护植物有广东苏铁（仙湖苏铁）、水松、南方红豆杉、合柱金莲木、伯乐树、报春苣苔等 6 种；二级有七指蕨、金毛狗蕨、中华桫椤、粗齿桫椤、大叶黑桫椤、小黑桫椤、黑桫椤、桫椤、白桫椤、苏铁蕨、华南五针松等 39 种。

## 5. 海洋生物资源

广东省海域辽阔，滩涂广布，大陆架宽广，岛礁众多，海洋生物资源丰富。

共有浮游植物 406 种、浮游动物 416 种、底栖生物 828 种、游泳生物 1297 种，鱼类 1200 多种。

## （二）广西壮族自治区自然概况

广西，因汉代的古地名"广信"（现在的广东省封开县）以西和宋代的"广南西路"而得名。

广西壮族自治区地处祖国南部，北回归线横贯中部。东连广东省，南临北部湾，西与云南省毗邻，东北接湖南省，西北靠贵州省，西南与越南接壤。

### 1. 地形地貌

广西壮族自治区地处云贵高原东南边缘，两广丘陵西部。总的地势是西北高、东南低，呈西北向东南倾斜状。山岭连绵、山体庞大、岭谷相间，四周多被山地、高原环绕，中部和南部多丘陵平地，呈盆地状，有"广西盆地"之称。主要分布有山地、台地、平原等类型地貌，以山地和丘陵为主。

### 2. 气候特征

广西壮族自治区地处低纬度，北回归线横贯中部，南临热带海洋，北接南岭山地，西延云贵高原，属亚热带季风气候区。在太阳辐射、大气环流和地理环境的共同作用下，气候温暖，热量丰富，降水丰沛，干湿分明，日照适中，冬短夏长，受西南暖湿气流和北方变性冷气团的交替影响，干旱、洪涝、大风、冰雹、雷暴、低温冷（冻）害气象灾害较为常见的气候特点。

### 3. 水资源、河流与水系

广西壮族自治区地处低纬度区域，降雨量比较充沛，河流众多，水力资源丰富，河川以雨水补给类型为主。

境内河流分属珠江水系、桂南独流入海水系、百都河水系、长江水系等四大水系，其中以珠江水系为主。

珠江水系干流西江，发源于云南省曲靖市马雄山，初称南盘江，经红水河段、黔江河段、浔江河段及西江河段，从梧州市流进广东汇入南海。西江在广西境内的主要支流有郁江、柳江和桂江，其中郁江为最大支流。长江水系在广西的主要河流有湘江和资江，湘江发源于广西海洋山与都庞岭山区，通过人工运河——灵渠与西江支流漓江相连。桂南沿海独流入海水系主要河流有南流江、钦江、防城河、茅岭江、北仑河等，其中最大河流为南流江；那坡县境内的百都河属越南红河水系，流入越南，经红河注入北部湾。

**4. 森林与野生植物资源**

广西壮族自治区地处亚热带中南部，南临北部湾，主要植被类型有典型常绿阔叶林、季风常绿阔叶林、常绿季雨林、中山常绿落叶阔叶混交林、中山针阔混交林、亚热带针叶林、亚热带落叶阔叶林、石灰岩常绿季雨林、石灰岩常绿落叶阔叶混交林、红树林、灌丛、草丛等。是我国植物资源最丰富的省区之一。

广西已知高等植物共 9494 种，种类居全国各省（自治区、直辖市）第 3 位，仅次于云南和四川，居全国前列。其中有国家一级重点保护植物 31 种，国家二级重点保护植物 70 种。2020 年广西森林覆盖率达 62.55%，居全国第三位。

**5. 海洋生物资源**

广西壮族自治区南临北部湾，海岸线曲折，溺谷多且面积广阔，天然港湾众多，海洋生物物种资源丰富，生长有已知鱼类 600 多种、虾类 200 多种、头足类近 50 种、蟹类 190 多种、浮游植物近 300 种、浮游动物 200 多种，举世闻名的合浦珍珠也产于这一带海域。

## （三）海南省自然概况

海南省是我国最南端的省份，北以琼州海峡与广东省隔海相望，西临北部湾与越南相对，东南和南边在南海中与菲律宾、文莱和马来西亚为邻。行政区域包括海南岛和西沙群岛、中沙群岛、南沙群岛的岛礁及其海域。

西沙群岛中面积最大的岛屿是永兴岛，最高的是石岛；中沙群岛主体部分是一组未露出水面的大环礁，其中黄岩岛是南海海盆洋壳区内唯一有礁石出露的环礁；南沙群岛是南海诸岛中位置最南、岛礁最多、范围最广的一组群岛，永暑岛上有我国建设的为世界海洋气象服务的海洋观测站，曾母暗沙是一个水下珊瑚礁，是我国疆域的最南端。

## 1. 地形地貌

海南岛四周低平，中间高耸，呈穹隆山地形，以五指山、鹦哥岭为隆起核心，向外围逐级下降，由山地、丘陵、台地、平原构成环形层状地貌，梯级结构明显。

## 2. 气候特征

海南岛属热带季风海洋性气候。基本特征为四季不分明，夏无酷热，冬无严寒，气温年较差小，年平均气温高；干季、雨季明显，冬春干旱，夏秋多雨，多热带气旋；光、热、水资源丰富，风、旱、寒等气候灾害频繁。年平均气温22.5~25.6℃，年日照时数 1780~2600h，年降水量 1500~2500mm（西部沿海约1000mm）。

## 3. 水资源、河流与水系

海南岛地势中部高四周低，比较大的河流大都发源于中部山区，组成辐射状水系。各大河流均具有流量丰富、夏涨冬枯等水文特征。全省各地区的地表径流分布不均匀。海南岛是同纬度世界上降雨量最多的地区之一，水汽来源充足，降水总量多，时空分布不均。中东部丘陵山地迎风多雨，河流众多，径流充沛，水资源较为丰富。西部地区滨海台地背风少雨，水资源相对贫乏。南渡江、昌化江、万泉河为海南岛三大河流。

海南岛由于天然补给充足、植被良好，因而水文地质条件适宜，地下水十分丰富。

## 4. 森林与野生植物资源

海南岛生态系统多种多样，植物种类丰富。广袤的山岳、原始的热带雨林，海南的森林覆盖率已达 62.1%，81 座海拔 1000 米以上的山峰，从中部向全岛延展、绵延起伏、气势雄伟。海南的山岳最具特色的是密布热带原始森林，有乐东尖峰岭、昌江霸王岭、陵水吊罗山和琼中五指山等 4 个热带原始森林区，其中以乐东尖峰岭最为典型。

海南的植被生长快，植物繁多，是热带雨林、热带季雨林的原生地。海南岛有维管束植物 4600 多种，约占全国总数的 1/7，其中 490 多种为海南所特有。热带森林植被类型复杂，垂直分带明显，且具有混交、多层、异龄、常绿、干高、冠宽等特点。

热带森林主要分布于五指山、尖峰岭、霸王岭、吊罗山、黎母山等林区，其中五指山属未开发的原始森林。海南的植物类型多种多样，原生植被有热带雨林和季雨林，次生植被则有热带稀树草地。热带雨林分布在海南中部山地，形成独特的热带植被。

**5. 海洋生物资源**

海南省周围海域辽阔，热带海洋资源丰富，其数量居全国之首。鱼类有1000 多种，具有较高经济价值的有 40 多种，如石斑鱼、马鲛鱼、鲳鱼、带鱼、鱿鱼、墨鱼、鲍鱼等。此外，广阔的浅海滩涂又是养殖鱼、虾、蟹、贝、藻、珍珠等 20 多种海产品的良好基地。

# 二、岭南中药资源概况

## （一）广东省中药资源概况

广东省地处岭南，生物资源丰富，盛产南药，具有品种多、分布广、产量大的特点。道地药材种类繁多，如广藿香、阳春砂仁、高要巴戟天、新会陈皮和化州橘红等。据《广东省中药资源物种编目》，广东拥有中药资源物种 3489 种，其中植物药 3336 种，动物药 121 种，矿物药 32 种，中药资源数量位居全国前列。广东是我国主要的中药材种植、生产、加工和交易集散地，境内有广州清平和普宁两大中药材专业市场。

2017 年，广东省率先出台了中药材资源保护地方法规《广东省岭南中药材保护条例》，遴选出第一批受保护的 8 种岭南中药材——粤八味（化橘红、广陈皮、阳春砂、广藿香、巴戟天、沉香、广佛手、何首乌）。条例还将实行动态保护机制，逐步实现对更多种类岭南中药材的保护，确保岭南中药材遗传特性的稳定性。

野生资源主要分布于粤北地区，且具有明显岭南地域特色和用药习惯的一些药材种类如五指毛桃、岗梅、两面针、九里香、三叉苦、山苍子、草珊瑚（九节茶）、黄花倒水莲、南板蓝根、石斛、铁皮石斛等。

广东省种植的药材种类较多，规模化种植种类达 60 余种，其中道地南药有 40 余种；道地南药的主产地是粤西，非道地南药产地则主要分布于粤西和粤北，野生转家种药材生产基地多分布于粤北、粤东北以及粤西地区的山区县。其中云浮市、肇庆市、清远市和茂名市的种植面积较大。道地药材种植面积较大的品种分别是肉桂（郁南、罗定、高要、德庆、信宜）、沉香（茂名、东莞、中山、惠州）、广陈皮（新会、鹤山、乳源）、巴戟天（郁南、德庆、高要）、化橘红（化州、吴川）、高良姜（徐闻、海康、遂溪）、阳春砂（阳春、阳东、广宁、封开、怀集）、广佛手（肇庆、清远、梅州、云浮、连平）、何首乌（高州、德庆、化州、新兴）、广藿香（湛江、阳春、化州、肇庆）、穿心莲（湛江、阳春、四会）、玉竹（连州、乳源、阳山）、溪黄草（饶平、英德、连南、阳山）。

广东的道地药材中有不少品种也是中国地理标志产品，如阳春砂仁、化州橘红、高要巴戟天、高要佛手、德庆何首乌、德庆巴戟天、德庆肉桂、德庆广佛手、徐闻良姜、新会陈皮、阳江大八益智、储良龙眼（高州市）、高州桂圆肉、恩平簕菜、罗定肉桂、连州溪黄草、肇实（肇庆市）、始兴石斛、派潭凉粉草（广州市增城区）、阳山淮山、吴厝淮山（揭东县）、三圳淮山（蕉岭县）、合水粉葛（佛山市高明区）、火山粉葛（韶关市曲江区）、竹山粉葛（清远市佛冈县）、庙南粉葛（广州市南沙区）、活道粉葛（肇庆市高要区）、西牛麻竹叶（英德市）和莞香（东莞市）等。此外，连州的玉竹、平远的凉粉草、电白的沉香也负有盛名。

除传统道地南药以外，现已实现规模化家栽的药材主要有五指毛桃、岗梅、三叉苦、九里香、牛大力、凉粉草、两面针、山苍子、梅片树、草珊瑚、虎杖、黄花倒水莲、南板蓝根、小叶榕、石斛、火炭母等。此外，檀香、降香及南肉桂等引种的南药也有一定规模的种植。

## （二）广西壮族自治区中药资源概况

广西壮族自治区是中草药资源大省、全国重要药材产区之一。据第四次全国中药资源普查结果显示，广西拥有中药资源物种总数为 7506 种，中药资源数量位居全国前列。

各地药用植物种类如下。

*广西南部地带*：包括南宁市、钦州市、北海市、百色市、贺州市、梧州市、贵港市、玉林市南部。本区域主要药用植物有砂仁、肉桂、八角茴香、巴戟天、三七、千年健、益智仁、白木香、白花树、剑叶龙血树、草果、草豆蔻、蔓荆子、山药、水半夏、莪术、郁金、诃子、鸦胆子、乌药、黄藤、天花粉、水翁花、布渣叶、龙脷叶、苏木、苦石莲、广金钱草、鸡骨草、相思豆、苦丁茶、鸡蛋花、丁公藤、木蝴蝶、广豆根、锦地罗、过江龙等。广西特产药材及南药大部分集中在这一地带。

*广西中部地带*：包括柳州市及梧州、玉林两市中部、河池市南部。本区域主要药用植物有山银花、肉桂、何首乌、苦参、金耳环、青天葵、山慈菇、通草、金不换、红芽大戟、广地丁、黑草、瞿麦、地枫皮、广豆根、猫爪草、川楝子、白薇、续断、龙胆、黄精、玄参、丹参、灵香草。

*广西北部地带*：包括桂林市及柳州、贺州、河池三市北部。本区主要药用植物有罗汉果、厚朴、黄柏、杜仲、乌头、银杏、藁本、独活、白前、石香薷、荆芥、玉竹、凌霄、续断、黄精、矮地茶、灵香草、桔梗、南沙参、佩兰等。

广西壮族自治区中医药管理局在2020年推出"桂十味"道地药材品种及31种区域特色药材品种。

*广西"桂十味"道地药材品种*：肉桂（含桂枝）、罗汉果、八角、广西莪术（含桂郁金）、龙眼肉（桂圆）、山豆根、鸡血藤、鸡骨草、两面针、广地龙。

*区域特色药材品种（31种）*：穿心莲、肿节风（草珊瑚）、青蒿、粉葛、五指毛桃、山银花、砂仁、槐米、广金钱草、田七、天冬、钩藤、合浦珍珠、橘红、厚朴、灵芝、何首乌、铁皮石斛、金花茶、绞股蓝、杜仲、扶芳藤、金樱子（根）、功劳木、百部、滑石粉、广山药、茉莉花、姜黄、益智仁、蛤蚧。其中桂林罗汉果、桂林银杏、贺州淮山、梧州葛根、崇左苦丁茶、防城港牛大力、防城港八角肉桂、钦州莪术、贵港穿心莲、玉林天冬、百色山豆根等为区域优势品种。其中北海市自汉代以来一直是"南珠"的道地产区，其出产的合浦珍珠细腻凝重，光润晶莹，浑圆剔透，平滑多彩。

玉林市是广西最大的中药材生产与加工基地，境内分布有1000多种中药材资源，中药材种植面积占广西的1/5。玉林是我国乃至东盟地区香料集散地、交易中心、定价中心，同时也是广西唯一的中药材专业市场。

## （三）海南省中药资源概况资源

海南动植物药材资源丰富，据全国第四次中药资源普查结果显示，海南省有野生药用植物 2462 种，药用动物 94 种，海洋药 252 种。已出版《中药资源大典（海南卷）》。

*野生药用植物：* 主要有巴戟天、蔓荆子、石斛、青天葵、降香、芦荟、龙血树、见血封喉、高良姜、海南萝芙木、海南粗榧、鸡血藤、丁公藤、走马胎、宽筋藤、海芋、黄连藤（古山龙）、石蚕干（异叶血叶兰）、无患子、钩藤、木蝴蝶、救必应、穿破石、仙茅、相思豆、鸡骨草、五指柑、木鳖子、葫芦茶、山芝麻、石楠藤、藤杜仲、海南地不容、海南美登木、余甘子、布渣叶、桃金娘、无根藤、天香炉、东风橘、倒扣草、裸花紫珠、火炭母、三丫苦、路边青、鸡矢藤、山银花和土茯苓等。

*栽培的南药品种：* 主要有槟榔、益智、砂仁、广藿香、海南马钱子、檀香、丁香、沉香、安息香、白豆蔻、儿茶、大风子、胖大海、肉豆蔻、肉桂、锡兰桂、南天仙子、胡椒、芦荟、山奈、穿心莲、牛大力、海巴戟、裸花紫珠等 30 多种，其中槟榔、益智、草豆蔻、牛大力、海巴戟、裸花紫珠等海南省特色中药材种植超过万亩。海南省优先发展以沉香、降香（海南黄花梨）、槟榔、龙血竭、益智、胆木、裸花紫珠、牛耳枫、莪术等为代表的特色南药产业和本土特色原料药材生产。

*沿海平原生长的药用植物品种：* 主要有海刀豆、穿破石、五指柑（黄荆）等。

*湿草地上生长的药用植物品种：* 主要有猪笼草、锦地罗、地胆草、积雪草、天胡荽、香附等。

*红树林中生长的药用植物品种：* 红树林是热带、亚热带海岸潮间带滩涂上特有的常绿灌木或乔木群落，均为盐生植物。海南岛的红树林药用植物品种有角果木、木榄、老鼠筋、小花老鼠筋、海芒果、玉蕊、黄槿等。

*海洋动植物中药材资源品种：* 主要有海萝、海人草、江蓠、角叉菜、石莼、螺旋藻、海蜇、玳瑁、海螺厣、紫贝齿、白贝齿、砗磲、鹅管石、海底柏、珊瑚、鱼脑石、海参、海胆、海星、海燕等热带特色海洋中药材。

# 三、岭南中医药文化

## （一）具有岭南地域特性

岭南地区属于热带、亚热带季风海洋性气候，以高温多雨为主要气候特征，年均气温较高，潮湿多雨，多具"湿邪"与"山岚瘴气"。宋元时期，释继洪所著的《岭南卫生方》中说到"岭南既号炎方，而又濒海，地卑而土薄。炎方土薄，故阳燠之气常泄，濒海地卑，故阴湿之气常盛。而二者相薄，此寒热之疾所由以作也。阳气常泄，故四时放花，冬无霜雪，一岁之间，暑热过半，穷腊久晴，或至摇扇。人居其间，气多上壅，肤多汗出，腠理不密，盖阳不反本而然。阴气盛，故晨夕雾昏，春夏雨淫，一岁之间，蒸湿过半，三伏之内，反不甚热，盛夏连雨，即复凄寒，或可重裘。饮食、衣服、药物之类，往往生醭。人居其间，类多中湿"。现代说法就是气候炎热，人多汗出、勤泳浴，易伤津气，肌腠疏松，汗液外泄，致使阴津亏耗而成气阴两虚体质。岭南濒临大海，境内河流密布，水产丰富，岭南居民喜食生冷、鱼虾海鲜等，易成脾虚湿盛、痰湿内蕴的体质。因此，岭南地区多发疾病的总病机为上多浮热、中虚蕴湿、下多寒湿。病机变化表现为由表入里，由浅入深，最后入络滞血，即形成虚、湿、瘀致病的特点。岭南医家在长期的医学实践中，结合环境与人体的特点，逐渐积累、形成了"清热、祛湿、除痰"等岭南特色的中医药治疗法则，常用清热、理气、祛湿、化痰的治法，如强调清热与化湿并重，清热不伤阳，化湿不耗阴；注重调理脾胃，讲究健脾祛湿不伤阴、补而不燥。

岭南中医药已经有一千七百多年的历史，记述和运用中药的书籍和医家，相比发达的中原来说比较少，但也留下不少具一定影响力的著作。晋代的嵇含，曾任广州刺史，著有《南方草木状》三卷，该书是世界上最早的区系植物志，其也是世界上可考的第一位植物学家。同一时代的葛洪，与妻子鲍姑共为岭南名医，二人隐居罗浮山养身修道、炼丹制药、行医治病，对岭南地区的一些急性传染病的认识和防治，远远领先于世界同一时期其他医学，并在罗浮山撰写了《肘后备急方》《抱朴子》《金匮药方》和《西凉杂记》等。清代以来，广东的何克谏、赵寅谷、肖步丹、胡真等学者分别出版了《生草药性备要》《本草求原》《岭南采药录》《山草药指南》这几本药学著作，基本上记载了岭南地区的"生草药（中草药）"的名称、使用方法和注意事项，有些药物的名称、使用和炮制方法至今在民间仍然使用。1961年广东中医药研究所、华南植物研究所联合出版了《岭南草药志》（主编赵思兢）、1988年广东省医药联合总公司组织广东省药材公司、广州市药材公司、佛山市医药商业总公司等单位的中药专家编写了《中药商品知识》（广东科技出版社出版）、1990年由全省各大院校、科研、医药、卫生系统协作编写的《广东中药志》、1995年由广东省名老中药专家冯耀南、刘明、刘俭等编写的《中药材商品规格质量鉴别》（暨南大学出版社出版），这些书籍记载了广东中药品种的种类、生态习性、产地分布、规格质量等，内容翔实，图文并茂。

## （二）广泛的民间基础

### 1. 民间自发性

岭南地区人们对传统中医药比较信赖，民间喜欢自行采摘中草药防病治病，"草方"医生众多、"验方"流传甚多。岭南中草药资源极为丰富，根据1983年第三次中药资源普查，广东有中草药2500多种，是全国道地药材"南药"的主要产区之一，随处可以找到的中草药，成为本地区人们"简、便、廉、验"的实用医疗资源。

### 2. 药膳

药食同源的理念对全国影响很大。人们有很强的保健意识，民间流传大量的药膳食谱，情景电视剧一句"最怕日日要煲靓汤"，讲的就是人们喜欢选用有药用价值的食物，在汤、粥、饮料、菜肴中加入一些中草药，并根据一年四季季节的变换选择不同的药膳食谱。

### 3. 凉茶

凉茶是粤、港、澳地区民间根据当地的气候、水土特征，在长期预防疾病与保健的过程中，以中医养生理论为指导，以中草药为原料，食用、总结出的一种具有清热解毒、生津止渴、祛火除湿等功效，伴随着人们日常生活的饮料。

关于凉茶的历史典故、民间传说在岭南和海外广为流传，经久不衰。数百年来，林立于两广、海南、港澳地区的凉茶铺，形成了一道岭南中医药文化的独特风景线。

凉茶已于 2006 年入选第一批国家级非物质文化遗产名录。凉茶品牌众多，其中王老吉、源吉林甘和茶、上清饮、健生堂、邓老、白云山、黄振龙、徐其修、春和堂、金葫芦、星群、润心堂、沙溪、李氏、清心堂、杏林春、宝庆堂等品牌及其构成的凉茶文化得到了民众的广泛认可。

凉茶文化的悠久历史和广泛的民间性、功能的有效性、严格的传承性及巨大的后发效应，使其成为世界饮料的一匹"黑马"。凉茶销售范围已覆盖全国及美国、加拿大、法国、英国、意大利、德国、澳大利亚、新西兰等近二十个国家。

## （三）精益求精的"粤帮炮制"

中药饮片炮制加工技艺具有典型的岭南特点。中药饮片加工炮制是根据中医药理论，依照自身辨证施治用药的需要和药物自身的性质，以及调剂、制剂的不同要求，所采用的一项特殊的中药加工技术。岭南地区的中药饮片加工炮制工艺，经长期的实践，形成了独具特色的"粤帮炮制"技艺。

切制与饮片类型规格。表现为形式的多样化，切、刨、压、捶、镑等形式多样，切制工具有切药机、桑刀、铡刀等。其中，刨片是精品薄装饮片的常用方法。

"粤帮炮制"的特色——炮制辅料。米泔是"粤帮炮制"常用的炮制辅料。苍术、白术、仙茅，通过米泔制，可以缓和燥性。沸水泡，例如麻黄（缓和药性）、吴茱萸（减毒）。通过甘草水泡，可以对地龙、水蛭、蛇蜕、蜂房等起到减毒增效、矫味矫臭的作用。

"粤帮炮制"的特色——炮制方法。蒸法（含炖）：工艺方法包括清蒸、加辅料蒸、蒸晒结合（九蒸九晒）、发酵后蒸制、蒸后炒等。目的是增强滋补作用，如蒸党参；缓和药性，如蒸佛手、蒸陈皮；消减毒副作用，如蒸川乌、蒸仙茅；软化药材便于切制，如蒸木瓜；破酶保苷，如蒸黄芩。

岭南特色炮制品种——炮天雄。炮天雄的原料药附子，来源于毛茛科植物乌头 *Aconitum carmichaelii* Debx. 的子根，其中个大形长的附子，称为"天雄"，是毒性中药材之一。在我国广东、港澳地区及东南亚地区的传统食用至今近2000年的历史，主要用于肾亏阳虚的病症，可直接粉碎使用，也可佐羊肉等温补肉食入药膳服用等。是岭南地区常用的附子饮片之一，在功用上与黑顺片、白附片、淡附片、炮附片等有一定的区别，与四川炮制天雄的方法也存在一定差异。

炮天雄临床应用前需要通过炮制达到减毒增效的目的。在《历代中药炮制资料辑要》收集的39部有关文献中，记载炮天雄炮制规格的就有27部之多，炮制方法达13种之多，包括炮法、干姜制、盐炒、童便制、隔纸焙制法、煨制法、姜汁制、盐制、酒制、酒童便共制、大豆制、童便甘草制等。

"粤帮炮制"参考岭南古法炮制经验，建立了质量标准，制订了科学的炮制规范。炮制技艺大体为选择个大、均匀的盐附子，洗净，浸漂至盐分漂尽取出，去皮，再用姜水润，蒸，干燥，最后砂炒至焦黄色，彭起，取出，筛去砂粒，即得。

## （四）深厚的历史传承性

岭南地区尤其是广东，传承、发展了很多百年老字号中药企业和产品。如已有400余年历史"同心济世"的陈李济，其制药坚守"工艺虽繁必不减其工，品味虽多必不减其物"的原则。创建于明代的冯了性风湿跌打药酒，以其独特的传统组方和制作工艺在佛山世代相传。"劝人莫冒潘高寿，留些善果子孙收"，存真积善的经商理念的潘高寿。取意"敬业修明、普济众生"的敬修堂以"以人为本、济世救人"为医训，至今仍保留有清光绪年间钱氏各房订立的店规及协议资料，及"精制药料、存心济世，一切进货务须格外精细"的家训规条。明隆庆年间创立的太安堂，则以"秉德济世，为而不争"为堂训，"等一至亲，务真务精"为堂规。

传统源吉林甘和茶通过采用药用茶叶吸取药汁的工艺，在炮制过程中完成了药物煎煮，用户只需用开水冲泡或稍微焗几分钟就可以服用，有效地解决了传统中药煎煮时间长、服用不便等问题。有400多年悠久历史的葫芦茶，产品用深山采集的10多种常用草药，通过特殊工艺配制而成，用竹壳包装成葫芦状，其性味甘和可口，因此也叫"竹壳茶"。罗浮山百草油处方源自葛洪，取百草之意而命名为"百草油"，其制作技艺以中医药理论为基础，以道家医药为源头，以岭南医药学为支撑，体现了我国道家文化、岭南医药文化智慧。

各　论

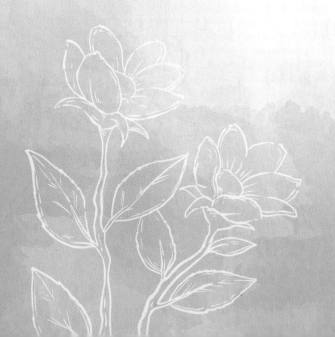

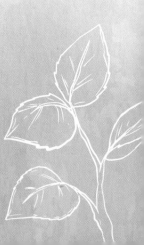

# 一点红

## 清热解毒的红头草

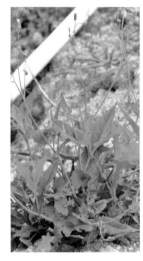

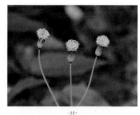

花

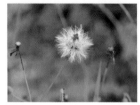

果实

一点红植物

一点红 [*Emilia sonchifolia* (L.) DC.] 俗称"紫背叶、羊蹄草、红头草"。来源于菊科植物，全草入药。分布于我国南方各省区。

## 植物特征

1 一年生草本；茎直立或斜升，常基部分枝，无毛或疏被短毛。

2 下部叶密集，羽状分裂，下面常变紫色，两面被卷毛；中部叶疏生，较小，无柄，基部箭状抱茎，全缘或有细齿；上部叶少数，线形。

3 头状花序，花前下垂，花后直立，常 2~5 排成疏伞房状；小花粉红或紫色。

4 瘦果圆柱形，肋间被微毛；冠毛多，细软。

## 药材经验鉴别

1 根圆锥状，多弯曲；茎圆柱形，黄绿色至棕褐色，有分枝。

2 单叶互生，灰绿色至灰褐色，皱缩；下部叶卵形，琴状分裂或具钝齿，上部叶较小，无柄，常抱茎。

3 头状花序，总苞圆柱状，基部稍膨大，瘦果圆柱形。

4 体轻质脆，易折断；断面较平坦，髓部占较大部分，类白色。

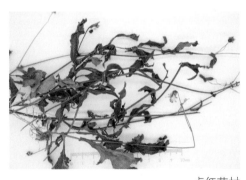

一点红药材

5 气微，味淡。

**道地药材品质**

以叶多、灰绿色、带花梗者为佳。

**功能与主治**

清热解毒，散瘀消肿。用于风热感冒，肺热咳喘，咽喉肿痛，口疮，湿热泄泻，热毒泻痢，热淋涩痛，睾丸肿痛，乳痈，疮疖痈肿，缠腰火丹，湿疹，跌打损伤。

**用途**

**药用**　一点红为花红片（颗粒／胶囊）、感冒炎咳灵颗粒（糖浆／片）、白绒止咳糖浆、醒脾养儿颗粒、跌打万花油、灵源万应茶等多种中成药的主要原料。

**食用**　一点红嫩叶清爽甘甜，为客家地区的夏季时令蔬菜，也是广西、云南、广东等地区常作为上汤的野菜之一。

# 九节茶

## 清热利咽的草珊瑚

草珊瑚 [ *Sarcandra glabra* ( Thunb. ) Nakai ] 俗称"肿节风、九节风、九节茶"。来源于金粟兰科植物，全草入药。分布于我国南方各省区。

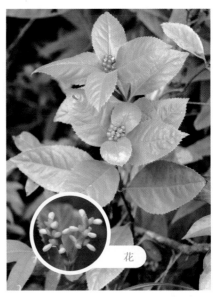

花

九节茶植物

### 植物特征

1 亚灌木；高可达 1.2m；茎枝节膨大。
2 叶革质，椭圆形、卵形或卵状披针形，先端渐尖，基部楔形，具粗腺齿；叶柄基部合生成鞘状。
3 花序苞片三角形，花黄绿色。
4 核果球形，红色。

### 药材经验鉴别

1 茎呈圆柱形，多分枝。
2 表面暗绿色至暗褐色，有明显细纵纹，散有纵向皮孔，节膨大。
3 叶对生，卵状披针形至卵状椭圆形，表面绿褐色至棕褐色，光滑；边缘有粗锯齿，齿尖腺体黑褐色。穗状花序

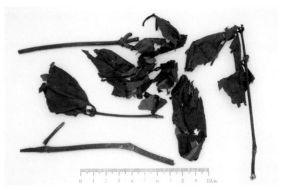

九节茶药材

顶生，常分枝。

4 断面有髓或中空；质脆，易折断。

5 气微香，味微辛。

以茎色棕褐、叶多者为佳。

## 功能与主治

清热解毒，凉血，消斑，祛风除湿，通络止痛。用于感冒高热，疮疡脓肿，血热紫斑、紫癜，烧伤，风湿痹痛，跌打损伤。

### 用途

**药用** 九节茶为复方草珊瑚含片、清热消炎宁片（胶囊）、万通炎康片、跌打万花油、咽炎清片、九龙胃药胶囊、痹克颗粒、新癀片、罗浮山百草油、肿节风片（胶囊/颗粒/滴丸）、消炎灵胶囊、跌打生骨片等多种中成药的主要原料。

**日化用品** 九节风除药用外，市场还将其开发成牙膏、漱口水等日化用品。

# 大飞扬

## 善治皮肤疾患的岭南经典草药

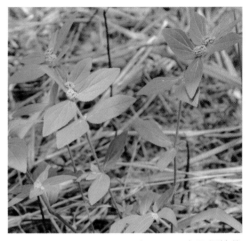

大飞扬植物

飞扬草（*Euphorbia hirta* L.）俗称"飞相草、乳籽草、奶子草、大飞扬"。来源于大戟科植物，全草入药。分布于我国各省区。

## 植物特征

1 一年生草本；茎自中部向上分枝或不分枝，被褐色或黄褐色粗硬毛。

2 叶对生，披针状长圆形或卵状披针形，中上部有细齿，两面被柔毛；叶柄极短。

3 花序多数，于叶腋处密集成头状，被柔毛；总苞钟状，腺体4，近杯状；雄花数枚，雌花1。

4 蒴果三棱状，被短柔毛；种子近圆形，具4棱。

## 药材经验鉴别

1 地上部分被毛；根细长，表面土黄色；茎表面黄褐色或浅红棕色，质脆，易折断，断面白色，中空。

2 叶对生，皱缩，纸质易碎，完整叶展平后披针状长圆形或长圆状卵形，灰绿色至褐绿色，先端急尖，基部偏斜，边缘有

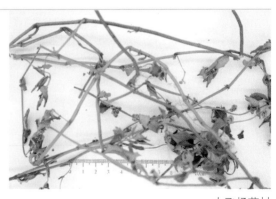

大飞扬药材

细锯齿。

3 杯状聚伞花序密集呈头状，腋生。

4 气弱而特异，味微苦。

以叶多、色绿、带花序者为佳。

## 功能与主治

清热利湿，祛风止痒，止血。用于湿热泻痢，衄血、尿血。外用治皮炎，湿疹，疥癣，皮肤瘙痒，外伤出血。

### 用途

**药用** 大飞扬为飞扬肠胃炎片中成药的主要原料。

# 三叉苦

## 防暑凉茶、胃药原料

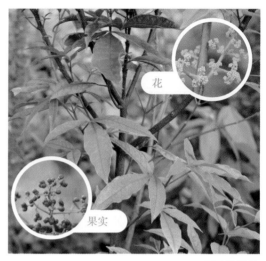

花

果实

三叉苦植物

三叉苦［*Melicope pteleifolia*（Champion ex Bentham）T. G. Hartley］俗称"三桠苦、三丫苦、三枝枪"。为两广地区民间常用中草药，叶还做凉茶配方。来源于芸香科植物，茎及带叶嫩枝入药。野生、栽培均有，主要栽培地区有广东、广西等；野生分布地区主要有广东、广西、海南、福建、江西、贵州等。

### 植物特征

1. 乔木，树皮灰白或灰绿色，光滑；嫩枝节部呈压扁状，枝叶无毛。
2. 三出复叶，叶柄基部稍增粗，小叶长椭圆形，两端尖，全缘，油点多。
3. 花序腋生，花多；萼片及花瓣均4片；花瓣淡黄或白色，有透明油点。
4. 分果瓣茶褐色，散生透明油点；每分果瓣有1种子；蓝黑色，有光泽。

### 药材经验鉴别

1. 不规则段或片状。
2. 表面灰棕色，有密集皮孔或间有白皮斑。
3. 嫩枝略呈方柱形；茎质坚硬而脆，易折断。
4. 切面皮部薄，灰棕色，易脱落；木部黄白色，有数个同心环纹，中央有极小的白色髓。

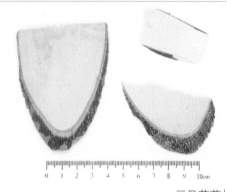

三叉苦药材

5 三出复叶，具长柄；完整叶片展平后呈长圆形；上表面黄绿色，光滑，可见小油点；纸质；揉之有香气，味极苦。

## 道地药材品质

嫩枝以段块完整无老枝、叶以黄绿色、茎以片块大小均匀者为佳。

## 功能与主治

清热解毒，行气止痛，燥湿止痒。用于热病高热不退，咽喉肿痛，热毒疮肿，风湿痹痛，湿火骨痛，胃脘痛，跌打肿痛。外用治皮肤湿热疮疹，皮肤瘙痒，痔疮。

### 用途

**药用**　三叉苦为乳癖安消口服液（胶囊）、东山感冒片、感冒灵片（颗粒/冲剂）、三九胃泰颗粒（胶囊/冲剂）、辛夷鼻炎丸、金梅感冒片、珍衫理胃片、消结安口服液、金牡感冒片等多种中成药的主要原料。

**凉茶**　在两广地区，三叉苦叶是防暑凉茶的配方，可防中暑、流感。

# 广东土牛膝

## 凉血利咽的多须公

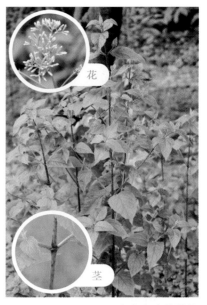

花

茎

广东土牛膝植物

华泽兰（*Eupatorium chinense* L.）俗称"多须公、六月雪"。为广东民间常用中草药。来源于菊科植物，根入药。野生品种，主要分布地区有广东、广西、海南、福建、贵州等。

## 植物特征

1 多年生草本；多分枝，分枝斜升；茎枝具紫红色斑点。
2 叶对生；叶两面粗涩，被白色短柔毛及黄色腺点；边缘有规则的圆锯齿。
3 头状花序在枝端排成大型疏散的复伞房花序。花白色、粉色或红色。
4 瘦果淡黑褐色，椭圆状，散布黄色腺点。

## 药材经验鉴别

1 根多数，着生于粗壮的根状茎上，呈细长圆柱形。
2 表面灰黄色至棕褐色，有纵皱纹及须根痕。
3 质硬而脆，易折断。
4 断面纤维状，皮部棕灰色，易分离，木部较宽，黄白色。
5 气香，味微辛、苦。

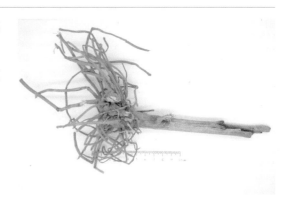

广东土牛膝药材

以须根粗长者为佳。

## 功能与主治

清热解毒，凉血利咽。用于白喉，咽喉肿痛，感冒高热，麻疹热毒，肺热咳嗽，外伤肿痛，毒蛇咬伤。

### 用途

**药用** 广东土牛膝为风梅颗粒、喉疾灵胶囊（片）、治感灵冲剂（颗粒）等多种中成药的主要原料。

# 广东王不留行

## 两型叶凉粉果

广东王不留行（*Ficus pumila* L.）俗称"木馒头、凉粉果、鬼馒头"。为岭南地区习用品种，在广东大部分地区代替王不留行使用。来源于桑科植物，隐头花序托入药。野生品种，主要分布地区有广东、广西、福建等。

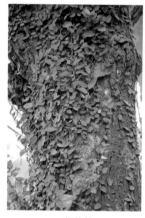
营养枝

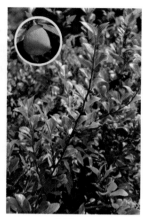
果枝

广东王不留行植物

## 植物特征

1 攀援或匍匐灌木。

2 叶两型，不结果枝节上生不定根，薄革质，基部稍不对称；结果枝上无不定根，革质，全缘，背面被黄褐色柔毛；网脉明显，呈蜂窝状。

3 榕果单生叶腋，瘿花果梨形，雌花果近球形，顶部截平，具脐状凸起，基部收窄成一短柄，榕果成熟黄绿色或微红。

4 瘦果近球形，有黏液。

## 药材经验鉴别

1 倒卵状圆锥形或长椭圆形；纵切片瓢状或槽状。

2 外表面灰黄绿色，内表面红棕色，有未除净的众多枯萎花或细小长圆球状果实。

3 顶端截形，中央有一圆形突起，正中有

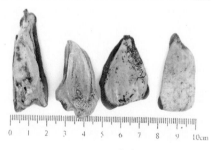
广东王不留行药材

一小孔，孔内充塞膜质小苞片，孔外通常有细密褐色绒毛；下端稍细或呈柄状，常残留短果柄或果柄痕。

4 体轻，质硬而脆，易折断。

5 气微弱，味淡、微湿。

以瓣片大、肉厚、无残留瘦果者为佳。

祛风利湿，活血解毒，活血通经，下乳，消肿。用于风湿痹痛，泻痢，淋病，跌打损伤，痈肿疮疖，经闭，痛经，乳汁不下。

**用途**

**药用及食用**　广东王不留行为前列通片中成药的主要原料。还是制作凉粉的原料。

# 三叶五加

## 恩平特产簕菜

白簕〔*Eleutherococcus trifoliatus*（Linnaeus）S. Y. Hu〕俗称"鹅掌簕、禾掌簕、三加皮、三叶五加"。嫩叶可食用。来源于五加科植物，根入药。分布于我国南方各省区。广东省恩平的地理标志产品。

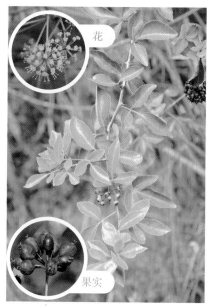

三叶五加植物

### 植物特征

1　灌木；枝软弱铺散，新枝黄棕色，疏生下向刺。

2　三出复叶，部分叶柄有刺，小叶片纸质，椭圆状卵形，先端尖至渐尖，基部楔形，两侧小叶片基部歪斜，边缘有细锯齿或钝齿。

3　伞形花序组成顶生复伞形花序或圆锥花序，花梗细长有花多数，花黄绿色，花瓣5，开花时反曲。

4　果实扁球形，黑色。

### 药材经验鉴别

1　根呈圆柱形，弯曲不直，表面淡灰色至灰褐色，稍粗糙。

2　剥取的根皮，多脆断为碎片，内表面灰褐色，有细纵纹；质坚实，可折断。

3　断面外围一层皮部灰色，木部黄白色，微呈放射状纹。

4　气微香，味微苦辣。

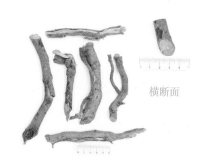

横断面

三叶五加药材

以根粗、皮厚、气微香、不带地上茎者为佳。

功能与主治

祛风除湿,清热解毒,散瘀止痛。用于风湿痹痛,湿热痢疾、黄疸。外用治疮痈肿毒,跌打损伤,皮肤湿疹。

用途

**食用** 簕菜甘凉爽口,带有清香微苦,是广东恩平地区传统食用的野菜,恩平簕菜为全国地理标志农产品。此外,还可深加工制茶。

# 三叶鬼针草

## 风热感冒用"一包针"

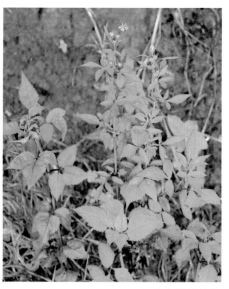

三叶鬼针草（*Bidens pilosa* var. *radiata* Sch. -Bip.）俗称"鬼针草、金盏银盘、一包针"。来源于菊科植物，全草入药。分布于我国各省区。

三叶鬼针草植物

---

### 植物特征

1 一年生草本，茎直立，钝四棱形，无毛。
2 茎中部叶三出，小叶通常 3 枚，先端锐尖，边缘有锯齿、顶生小叶较大。
3 头状花序边缘具舌状花 5~7 枚，舌片椭圆状倒卵形，白色；盘花筒状，黄色。
4 瘦果黑色，条形，略扁，具棱，具倒刺毛。

---

### 药材经验鉴别

1 根倒圆锥形；茎略呈方形或近圆柱状，基部略带紫色，上部分枝，表面黄绿色或黄棕色，具细纵棱；幼枝被毛，老枝毛较少。质清脆，易折断，断面黄白色，髓部白色或中空。

2 叶纸质，多皱缩或已破碎、脱落，展开后完整叶 3 深

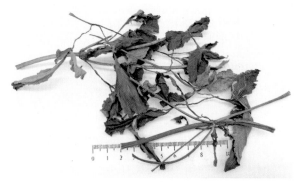

三叶鬼针草药材

裂，有的 5 深裂，绿褐色或暗棕色，边缘锯齿状，两面被毛。

3 茎顶或叶腋处可见淡棕色头状花序或果实脱落后残存的盘状花托。

4 瘦果扁平，线形，具 4 棱，稍有硬毛，冠毛芒状。

5 气微，味微苦。

以叶多、枝嫩、色黄棕者为佳。

功能与主治

疏散风热，清热解毒。用于风热感冒，乳蛾，肠痈，毒蛇咬伤，湿热泻痢，黄疸；外用治疖疮，痔疮。

用途

**药用** 三叶鬼针草为馥感啉口服液、胜红清热胶囊（片）、东山感冒片、腹安冲剂（颗粒）、莲花峰茶、灵源万应茶等多种中成药的主要原料。

附 **易混品种** 三叶鬼针草相似品种较多，且相互间不同地区名称较为混乱。较为常见的有鬼针草（*Bidens pilosa* Linn.）、白花鬼针草（*Bidens alba*）、金盘银盏［*Bidens biternata*（Lour.）Merr.et sherff.］等，其干

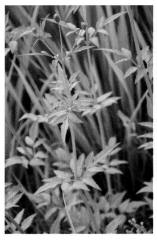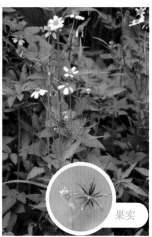

果实

易混品种植物对比图

燥全草亦供药用，功效与三叶鬼针草相同。

# 广地龙

## 清热定惊、通经活络的蚯蚓

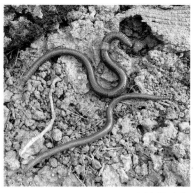

广地龙动物

参环毛蚓〔*Pheretima aspergillum*（E. Perrier）〕俗称"蚯蚓、土龙、地龙子"。"十大广药"之一。来源于巨蚓科动物，除去内脏的全体入药。主产广东各地。

### 动物特征

1 环节动物，体较大；体背部灰紫色，腹面稍淡；前端较尖，后端较圆，长圆柱形；头部退化，口位在体前端。

2 全体由100多个体节组成，每节有一环刚毛，刚毛圈稍白。第14~16节结构特殊，形成环带，无刚毛。

### 药材经验鉴别

1 长条状薄片，弯曲，边缘略卷。

2 全体具环节，背部棕褐色至紫灰色，腹部浅黄棕色；第14~16环节为生殖带，习称"白颈"，较光亮。

3 体前端稍尖，尾端钝圆，刚毛圈粗糙而硬；体轻，略呈革质，不易折断。

4 气腥，味微咸。

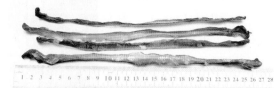

广地龙药材

以条大、扁长薄片行、肉厚、完整、无泥沙者为佳。

清热定惊，通络，平喘，利尿。用于高热神昏，惊痫抽搐，关节痹痛，肢体麻木，半身不遂，肺热喘咳，水肿尿少。

用途

**药用** 地龙为地龙注射液、稳压胶囊、小活络片、中风再造丸、脑塞通丸、活血壮筋丸、散风活络丸、消栓颗粒、中风回春丸、乳块消胶囊、清脑降压片、颈复康颗粒、天龙熄风颗粒、万通筋骨片等多种中成药的主要原料。

附 **其他品种** 另有通俗环毛蚓（*Pheretima vulgaris* Chen）、威廉环毛蚓〔*Pheretima guillelmi*（Michaelsen）〕或栉盲环毛蚓（*Pheretima pectinifera* Michaelsen）的干燥体也作地龙入药。功效相同。

# 广佛手

## 果中仙品佛手柑

佛手（*Citri sarcodactylis Fructus*）俗称"佛手柑、五指柑"。为广东省"粤八味"之一。药食两用之品，可以加工成保健品、饮料、果脯等。来源于芸香科植物，果实入药。栽培品种，主要栽培省区有广东、浙江、四川、福建、江西、广西及云南等。

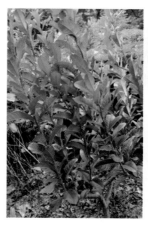

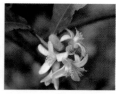

花

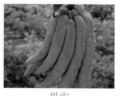

果实

广佛手植物

### 植物特征

1 常绿灌木。枝有短而硬的刺。
2 单叶互生，叶片革质，长椭圆形。
3 花单生，簇生，花瓣白色，雄蕊多数。
4 柑果卵形或长圆形，先端分裂如拳状，或张开似指尖，表面橙黄色，粗糙。

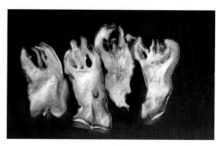

金边白肉

### 药材经验鉴别

1 类椭圆形或卵圆形的薄片。
2 顶端稍宽，常有3~5个手指状的裂瓣。
3 外皮橙黄色，有皱纹和油点。果肉浅黄白色，俗称"金边白肉"。
4 质硬而脆，受潮后柔韧。
5 气香，味微甜后苦。

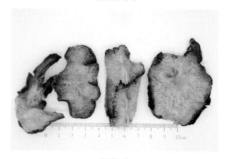

制佛手

广佛手药材

以片大、皮黄、肉白、香气浓者为佳。

和胃止痛，燥湿化痰。用于肝胃气滞，胸胁胀痛，胃脘痞满，食少呕吐，咳嗽痰多。

用途

**药用**　佛手为中成药金佛止痛丸、平肝舒络丸、肝郁调经膏及佛手咳喘灵等多种中成药的主要原料。

**保健食品**　佛手果煎汁对老年人气管炎、哮喘病有明显缓解作用，对一般人的消化不良、胸腹胀闷，有更为显著的疗效。目前已开发出佛手露和佛手冲剂等保健滋补品和饮料。佛手花的功效为疏肝理气、和胃止痛，用于治疗肝胃气痛，与佛手果效用相同，气味稍逊。

**潮汕老香黄**　用佛手的果实腌制而成。泡制它时，加蜂蜜，加药材，制作工序繁多。几腌几制，尘封瓦瓮中，直至其油亮漆黑，状态绵绵如膏。具有增进食欲、理气化痰功效，可治胃痛、腹胀、呕吐、嗝噎、痰多咳喘等疾病和解酒舒气等功效。一踏入潮汕人开的凉果店，"老香黄"特有的佛手陈香令人回味。老香黄成为潮汕人家庭必备的药用凉果，且久藏不坏，愈久药效愈佳。

**高级香精及化妆品**　佛手的叶、花及果中提炼的高级香精油可作为名贵天然香料广泛应用于食用香精的原料及化妆品中。

**观赏**　佛手还具有较高的观赏价值，也是室内案头陈放闻香观赏的佳品。

附　**佛手瓜**　民间用于食用的佛手瓜［*Sechium edule*（Jacq.）Swartz］为葫芦科植物佛手瓜，其质清脆，含有丰富营养；与佛手有着本质区别。

# 千里光

## 家有千里光，一辈子不生疮

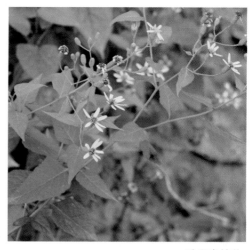

千里光（*Senecio scandens* Buch.-Ham. ex D. Don）俗称"蔓黄菀、九里明"。来源于菊科植物，全草入药。主产我国南方各省区。

千里光植物

**植物特征**

1 多年生攀援草本；茎多分枝，被柔毛或无毛。

2 叶卵状披针形或长三角形，基部宽楔形、平截，边缘常具齿，羽状脉。

3 头状花序有舌状花，排成复聚伞圆锥花序；总苞圆柱状钟形；舌状花和管状花黄色。

4 瘦果圆柱形，被柔毛；冠毛白色。

**药材经验鉴别**

1 茎细圆柱形，稍弯曲，上部有分枝；表面灰绿色、黄棕色或紫褐色，具纵棱，密被灰白色柔毛。

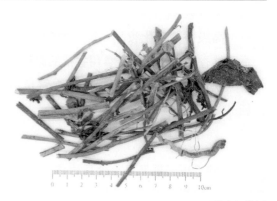

2 叶互生，多皱缩破碎，完整叶片展平后卵状披针形或长三角形，边缘有不规则锯齿，基部戟形或截形，两面有细柔毛。

千里光药材

3 头状花序，总苞钟形，花黄色至棕色，冠毛白色。

4 气微，味苦。

道地药材品质

以茎细嫩、叶多、色绿者为佳。

**功能与主治**

清热解毒，明目，利湿。用于痈肿疮毒，感冒发热，目赤肿痛，泄泻痢疾，皮肤湿疹。

**用途**

**药用** 千里光为清热散结胶囊、千喜胶囊（片）、千里光片、消炎灵胶囊、千柏鼻炎片（胶囊）、罗浮山百草油、感冒消炎片、感冒安片、咳喘清片、咳痰合剂、妇肤康喷雾剂等多种中成药的主要原料。

千里光为民间治疗疔疮的常用草药，有谚语："家有千里光，疮疥一扫光"。

# 马齿苋

## 凉拌酸味瓜子菜，凉血解毒大作用

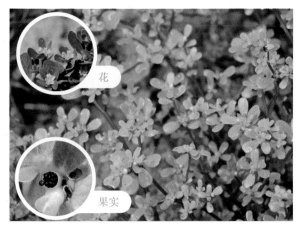

马齿苋（*Portulaca oleracea* L.）俗称"瓜子菜，酸味菜"。常用作蔬菜食用。来源于马齿苋科植物，全草入药。分布于我国大部分省区。

马齿苋植物

### 植物特征

1. 一年生草本；全株无毛；茎平卧或斜倚，多分枝，淡绿或带暗红色。
2. 叶互生或近对生，扁平肥厚，倒卵形，先端钝圆或平截，基部楔形，全缘，上面暗绿色，下面淡绿或带暗红色；叶柄粗短。
3. 花无梗，常 3~5 簇生枝顶，午时盛开；萼片 2，对生，绿色，花瓣黄色。
4. 蒴果；种子黑褐色，具小疣。

### 药材经验鉴别

1. 多皱缩卷曲，常结成团；茎表面黄褐色，有明显纵沟纹。
2. 叶对生或互生，易破碎，完整叶片倒卵形；绿褐色，先端钝平或微缺，全缘。
3. 花小，3~5 朵生于枝端。
4. 蒴果圆锥形，内含多数细小种子。
5. 气微，味微酸。

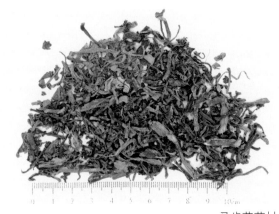

马齿苋药材

以株小、质嫩、叶多、色青绿者为佳。

## 功能与主治

清热解毒，凉血止血，止痢。用于热毒血痢，痈肿疔疮，湿疹，丹毒，蛇虫咬伤，便血，痔血，崩漏下血。

### 用途

**药用** 马齿苋为舒心通脉胶囊、三味泻痢颗粒、复方青黛胶囊、马齿苋片、清热治痢丸、菌痢平片、止血宁片、痔舒适洗液、皮肤康洗液、养阴清胃颗粒、安宫止血颗粒（丸）、妇可靖胶囊、肾炎灵颗粒等多种中成药的主要原料。

**食用** 马齿苋为药食同源之品，广东习称"瓜子菜"，其味道清香酸甜、口感黏润，是民间常采食的野菜。

# 广金钱草

## 肾结石克星

广东金钱草［*Grona styracifolia* (Osbeck) H. Ohashi & K. Ohashi］俗称"铜钱射草、铜钱沙、金钱草"。来源于豆科植物，全草入药。广东、广西均有栽培。

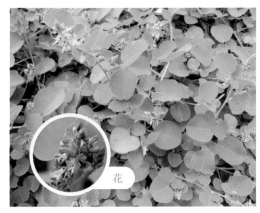

广金钱草植物

### 植物特征

1 亚灌木状草本；幼枝密被白或淡黄色毛。

2 叶常为单小叶，有时具3小叶；叶柄密被贴伏或开展丝状毛；小叶圆形或宽倒卵形，上面无毛，下面密被贴伏白色丝状毛。

3 总状花序；花密生，2朵生于每节上；花萼上部裂片先端2裂；花冠紫红色，旗瓣倒卵形或近圆形。

4 荚果被短柔毛和小钩状毛，有3~6荚节。

### 药材经验鉴别

1 茎圆柱形，密被黄色伸展的短柔毛；质稍脆，断面中部有髓。

2 叶互生，小叶1或3，圆形或矩圆形；先端微凹，基部心形或钝圆，全缘；上表面黄绿色或灰绿色，无毛，下表面具灰白色紧贴的绒毛；托叶1对，披针形。

3 气微香，味微甘。

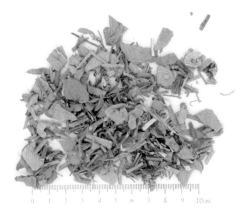

广金钱草药材

以叶多、色灰绿者为佳。

功能与主治

利湿退黄，利尿通淋。用于黄疸尿赤，热淋，石淋，小便涩痛，水肿尿少。

用途

**药用** 广金钱草为金甲排石胶囊、复方金钱草颗粒、石淋通片、石淋通颗粒（无蔗糖）、穿金益肝片、结石通片、药制龟苓膏、神农茶颗粒（冲剂）、结石通茶（玉石茶）、尿石通丸、结石康胶囊等多种中成药的主要原料。

**食疗** 广金钱草为民间习用草药，为广东地区制作凉茶不可或缺的材料之一，是广东凉茶、清热凉茶、广东凉茶颗粒等凉茶类中成药的原料。此外，民间还常将其作为药膳煲汤材料。

# 山奈

## 粤菜沙姜鸡
## 调味料

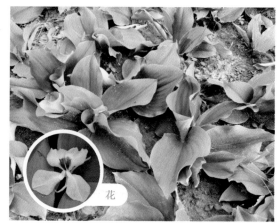

山奈植物

山　奈（*Kaempferia galanga* L.）俗称"沙姜、山辣"。药食同源之品，广泛用作香辛调料。来源于姜科植物，根茎入药。栽培品种，主要栽培地区有广东、广西等。

### 植物特征

1 根茎块状，单生或数枚连接，淡绿色或绿白色，芳香。
2 叶通常 2 片贴近地面生长，近圆形，干时于叶面可见红色小点，几无柄。
3 花 4~12 朵顶生，半藏于叶鞘中；花白色，有香味，易凋谢。
4 果为蒴果。

### 药材经验鉴别

1 多为圆形或近圆形的横切片。
2 外皮浅褐色或黄褐色，皱缩，有的有根痕或残存须根。
3 质脆，易折断。
4 切面类白色，粉性，常鼓凸。
5 气香特异，味辛辣。

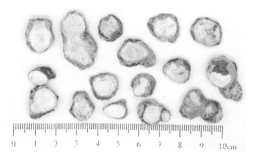

山奈药材

### 道地药材品质

以色白、粉性足、饱满、气浓厚而辣味强者为佳。

行气温中，消食，止痛。用于胸膈胀满，脘腹冷痛，饮食不消。

用途

**药用**　山柰为消积洁白丸、安胃止痛散、锁阳三味片、复菊活血丸、二益丸、六味丸、喉药散、附桂风湿膏、伤湿祛痛膏、活血镇痛膏等多种中成药的主要原料。

**香料**　山柰气味芳香，虽味辛辣，却有别于生姜的味道，可除腥解异，给食物增香添辛，是调配五香粉、卤水、咖喱粉等复合香料的必备之品。常用于酱、卤、烧、熏等长时间加热的菜品调味。

# 土茯苓

## 龟苓膏中的"苓"

土茯苓（*Smilax glabra* Roxb.）俗称"硬饭头、土萆薢、白余粮"。来源于百合科植物，根茎入药。为岭南地区常用的祛湿煲汤料。野生品种，主要分布地区有广东、广西、海南、湖南、四川、云南等。

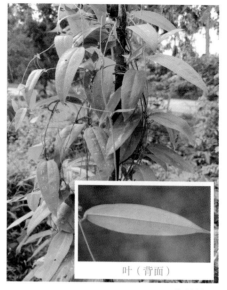

叶（背面）

土茯苓植物

### 植物特征

1 攀援灌木；根状茎粗厚，块状，常由匍匐茎相连接；枝条光滑，无刺。

2 叶薄革质，狭卵状披针形，下面通常绿色，带苍白色；有卷须。

3 伞形花序；花绿白色，六棱状球形。

4 浆果熟时紫黑色，具粉霜。

### 药材经验鉴别

1 呈圆柱形，稍扁或呈不规则条块，有结节状隆起，具短分枝。

2 表面黄棕色或灰褐色，凹凸不平，有坚硬的须根残基，分枝顶端有圆形芽痕，有的外皮现不规则裂纹，并有残留鳞叶；质坚硬。

3 切片呈长圆形或不规则，边缘不整齐；切面类白色至淡红棕色，粉性，可见点状维管束及多数小亮点。

4 质略韧，折断时有粉尘飞扬，以水湿润后有黏滑感。

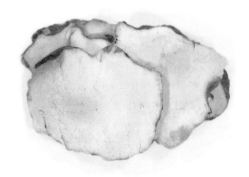

土茯苓药材

5 气微，味微甘、涩。

以淡棕色、粉性足、纤维少者为佳。

功能与主治

解毒，除湿，通利关节。用于梅毒及汞中毒所致的肢体拘挛，筋骨疼痛；湿热淋浊，带下，痈肿，瘰疬，疥癣。

用途

**药用** 土茯苓为通络骨质宁膏、滑膜炎胶囊、解毒维康片、乳癖安消胶囊（口服液）、外感平安颗粒、头痛宁胶囊、前列舒通胶囊、康妇灵胶囊、妇炎康丸、洁阴灵洗剂、肤舒止痒膏、龟苓膏等多种中成药的主要原料。

**药膳** 土茯苓因解毒除湿作用明显，民间常与乌龟、猪骨、瘦肉等食材一同煲汤，用作夏季除湿的食疗药膳。

**其他** 土茯苓还富含淀粉，可用来制作糕点（土茯苓糕）、酿酒。

# 山银花

## 从金银花中分列出来

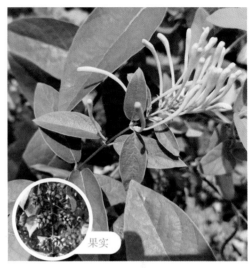

山银花植物

灰毡毛忍冬［*Lonicera confusa* (Sweet) DC.］俗称"土银花、水银花"。为药食同源之品，常用凉茶原料。来源于忍冬科植物，花蕾或带初开的花入药。其藤茎、叶亦可入药。野生品种，主要栽培地区有福建、广东、广西等。

果实

### 植物特征

1 半常绿藤本；幼枝、叶柄及总花梗均密被灰黄色柔毛，并疏生腺毛；小枝淡红褐色或近褐色。

2 叶纸质，具小凸尖，幼时两面有糙毛，老时上面无毛。

3 花有香味，双花腋生或于小枝顶集合成具2~4节总状花序，有明显总苞叶；花冠白色，后变黄色，唇形，筒直或有时稍弯曲，外面被糙毛和腺毛。

4 果实黑色，椭圆形或近圆形。

### 药材经验鉴别

1 棒状，上粗下细，略弯曲。

2 表面黄白色或绿白色（久贮色渐深），密被灰白色毛；偶见叶状苞片。

3 花萼绿色，先端5裂，开放者花冠筒状，先端二唇形。

4 雄蕊5个，附于筒壁，黄色；雌蕊1个，子房无毛。

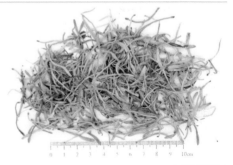

山银花药材

5 气清香，味淡、微苦。

道地药材品质

以花未开放、色黄白、肥大者为佳。

功能与主治

清热解毒，疏散风热。用于痈肿疔疮，喉痹，丹毒，热毒血痢，风热感冒，温病发热。

用途

**药用** 山银花为复方珍珠暗疮片、银翘伤风胶囊、清热银花糖浆、麻杏宣肺颗粒、感冒止咳颗粒（糖浆）、维C银翘片、舒咽清喷雾剂、小儿青翘颗粒、风热清口服液、口炎清片（颗粒/胶囊）等多种中成药的主要原料。

附 **其他品种** 另有华南忍冬、红腺忍冬、黄褐毛忍冬亦作山银花使用，功效与灰毡毛忍冬一致。华南山区野生分布多为华南忍冬，民间常称为"土银花"，多替代"金银花"使用，但其蕴藏规模较小，未形成规模商品。

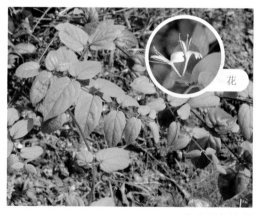

华南忍冬植物

# 广藿香

## 祛暑化浊之利器

广藿香〔*Pogostemon cablin*（Blanco）Benth.〕俗称"石牌藿香、藿香、南藿香、枝香"。"粤八味"之一。来源于唇形科植物，全草入药。主要栽培地区有广东、海南、广西等。

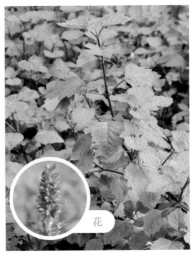

广藿香植物

### 植物特征

1 多年生芳香草本或亚灌木状；茎被绒毛。

2 单叶对生，叶圆形或宽卵形，基部楔形，具不规则齿裂，两面被绒毛。

3 轮伞花序具 10 至多花，组成穗状花序，密被绒毛，苞片及小苞片线状披针形，花萼筒形，萼齿钻状披针形；花冠紫色。

### 药材经验鉴别

1 茎略呈方柱形，多分枝，枝条稍曲折；表面被柔毛；老茎类圆柱形，被灰褐色栓皮。

2 叶对生，皱缩成团，展平后叶片呈卵形或椭圆形；两面均被灰白色绒毛；先端短尖或钝圆，基部楔形或钝圆，边缘具大小不规则钝齿；叶柄细，被柔毛。

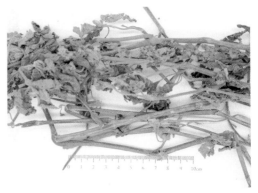

广藿香药材

3 质脆，易折断，断面中部有髓。

4 气香特异，味微苦。

以茎粗壮、叶茂盛、不带须根、气香浓者为佳。

功能与主治

芳香化浊，和中止呕，发表解暑。用于湿浊中阻，脘痞呕吐，暑湿表证，湿温初起，发热倦怠，胸闷不舒，寒湿闭暑，腹痛吐泻，鼻渊头痛。

用途

**药用**　广藿香为藿香正气丸（片）、香砂和中丸、藿香万应散、香苏调胃片、祛暑片（丸）、小儿吐泻宁散、藿香水、定中丸、胃立康片、藿香清胃片、加味藿香正气丸、流感茶、正气片、祛暑露等多种中成药的主要原料。

**凉茶**　广藿香为祛暑良药，岭南地区常将其用作祛暑茶饮的原料。

**附**　藿香　同科植物藿香［*Agastache rugosa*（Fisch. et Mey.）O. Kuntze］其地上部分与广藿香功效相近，其又称土藿香、野藿香。两者应加以区别。

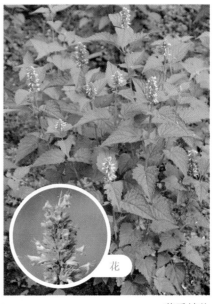

藿香植物

# 牛大力

## 强筋健骨、常用汤料

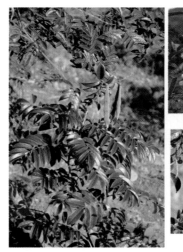
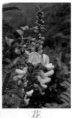
花
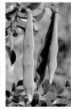
果实
牛大力植物

南海藤［*Nanhaia speciosa*（Champ. ex Benth.）J. Compton & Schrire］（由原名"美丽崖豆藤"修订而来）俗称"山莲藕、大力薯、倒吊金钟"。为岭南地区常用的煲汤料之一。来源于豆科植物，根入药。栽培品种，主要栽培地区有广东、广西等。

### 植物特征

1. 攀援灌木；根系横生颇长，中部或尾端膨大，块根肥厚，外皮土黄色，嫩枝密被白色茸毛。
2. 单数羽状复叶，小叶圆状披针形，上面无毛，下面密被毛。
3. 总状花序，腋生，有时排成顶生的圆锥花絮，白色，杂有黄色。
4. 荚果长，硬革质，密被茸毛；种子卵圆形，压扁，深褐色或红褐色。

### 药材经验鉴别

1. 圆柱形或似多个纺锤形连接在一起，商品一般切成不规则斜片，大小不一。
2. 表面黄白色或黄褐色，粗糙，有环状横纹。
3. 质硬，难折断，断面皮部灰白色，放射状纹理明显，纤维性，中间灰白色，富粉性。
4. 气微，味微甜。

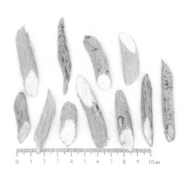
牛大力药材

以根粗、纺锤形、切面白色、粉性足者为佳。

补虚润肺，强筋活络。用于病后虚弱，咳嗽，腰肌劳损，风湿痹痛，遗精，白带。

用途

**药用** 牛大力为益智康脑丸、壮腰健肾丸（片 / 口服液）、活络止痛丸、滋肾宁神丸、痛肿灵、强力健身胶囊、抗风湿液、金鸡虎补丸等多种中成药的主要原料。

**药膳** 岭南地区炎热而汗出较多，户外湿热之气旺盛，易形成肺、脾、肾虚，湿热困阻肌肉经络；而牛大力恰有补虚润肺、强筋活络之功，且性平，补而不燥，满足人们"厌于药，喜于吃"的天性，为岭南地区常见的食疗药膳。

# 毛冬青

## 活血通络、"小苦丁茶"

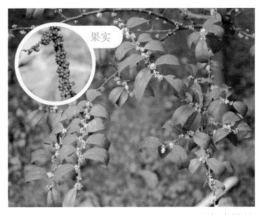

果实

毛冬青植物

毛冬青（*Ilex pubescens* Hook. et Arn.）俗称"茶叶冬青、山熊胆"。岭南地区民间常用药，常作为凉茶原料。来源于冬青科植物，根及茎入药。野生及栽培品种，主要栽培地区有广东、广西、江西、福建、浙江等。

### 植物特征

1. 常绿灌木或小乔木；小枝近四棱形，被长硬毛，具纵棱脊。
2. 叶纸质，边缘具细锯齿或近全缘，两面被长硬毛。
3. 花序簇生于叶腋，密被长硬毛。雄花序单个分枝具 1 或 3 花的聚伞花序；雌花序单个分枝具单花。
4. 果球形，成熟后红色。

### 药材经验鉴别

1. 不规则块状或片状，大小不等。
2. 表面灰褐色，稍粗糙，有细皱纹及横向皮孔。
3. 切面皮部薄，木部发达，黄白色，可见类白色致密的放射状纹和环纹。
4. 块状质坚实，不易折断；片状质坚实，易折断；断面不平坦。
5. 气微，味微苦、涩而后甘。

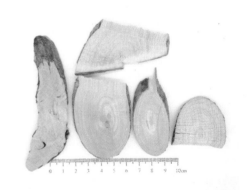

毛冬青药材

以根粗大、黄白色或淡黄棕色者为佳。

**功能与主治**

清热解毒，活血通络，止咳平喘。用于风热感冒，肺热咳喘，咽喉肿痛，乳蛾，牙龈肿痛，胸壁心痛，中风偏瘫，水火烫伤。

**用途**

**药用**　毛冬青为毛冬青片（胶囊）、治伤软膏、心脉通片、血压平片、消炎灵片、前列安栓、重感灵片、抗风湿液、血栓心脉宁片、盆炎清栓等多种中成药的主要原料。

**凉茶**　毛冬青不仅根常作为岗梅汤等凉茶的原料，叶也被开发成毛冬青茶叶，毛冬青茶清香淡雅，回味悠长，有"小苦丁茶"之称。

# 五指毛桃

## 叶似掌果如桃，"椰子香味"汤料

粗叶榕（*Ficus hirta* Vahl）俗称"五指牛奶、土黄芪、南芪"。为岭南常用的煲汤料之一，被列入有传统食用习惯的普通食品管理。来源于桑科植物，根入药。栽培或野生品种，主要栽培地区有广东、广西等，野生分布于云南、贵州、广西、广东、湖南、福建等省区，常见于山林或山谷灌木丛。

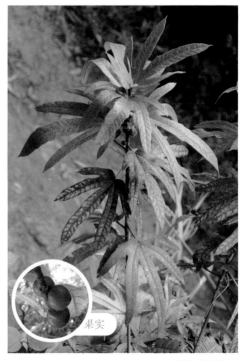

果实

五指毛桃植物

### 植物特征

1　灌木，嫩枝中空；小枝，叶和榕果均被金黄色长硬毛。
2　叶互生，纸质，多型，有时全缘或 3~5 深裂，两面具粗硬毛。
3　榕果成对腋生，球形，成熟时红色；雌花、雄花、瘿花同生于榕果内。
4　瘦果椭圆球形，表面光滑。

### 药材经验鉴别

1　圆柱形，有分枝，表面灰黄色或灰棕色，有红棕色斑纹，可见皮孔。
2　栓皮易脱落，脱落后露出黄色皮部。
3　质坚硬，难折断，断面呈纤维性。
4　饮片皮薄而韧，易剥离；木部黄白色，具众多同心环，可见放射状纹理。
5　气微香特异，味甘。

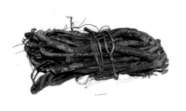
扎把

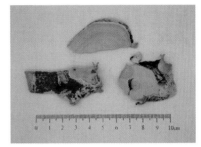
块片

五指毛桃药材

**道地药材品质**

以皮韧、气香者为佳。

**功能与主治**

益气健脾，祛湿化痰，舒筋活络。用于肺虚痰喘，脾胃气虚，肢倦无力，食少腹胀，水肿，带下，风湿痹痛，腰腿痛。

用途

**药用**　五指毛桃为抗痨丸、息喘丸、复方川贝止咳糖浆、滋肾宁神丸、宫炎平分散片、妇炎净片、益智康脑丸等多种中成药的主要原料。

**药膳**　五指毛桃是一味四季皆宜的食疗滋补强壮佳品。其气香味甘，煮熟后散发出一股近似椰子奶香的独特味道，百姓家庭喜用五指毛桃煲汤养生。

# 火炭母

## 湿热泄泻防暑凉茶

火炭母［*Persicaria chinensis*（L.）H. Gross］俗称"火炭毛、火炭星、红梅子叶"。来源于蓼科植物，全草入药。分布于我国大部分省区。

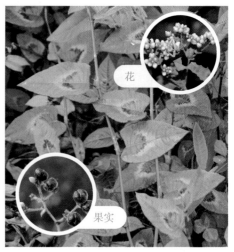

火炭母植物

## 植物特征

1. 多年生草本；茎无毛，多分枝。
2. 叶卵形或长卵形，先端渐尖，基部平截或宽心形，无毛，托叶鞘膜质抱茎。
3. 头状花序常数个组成圆锥状，花被5深裂，白或淡红色，花被片卵形，果时增大。
4. 瘦果宽卵形，具3棱，包于肉质蓝黑色宿存花被内。

## 药材经验鉴别

1. 茎有分枝；节稍膨大，有的节上有不定根；淡绿色至紫褐色，无毛；质脆，易折断，断面髓部黄色至棕色，或中空。
2. 叶互生，多卷缩、破碎，完整者展平后卵形或长卵形；顶端渐尖，基部截形或宽心形，全缘；两面近无毛；托叶鞘膜质，顶端偏斜。

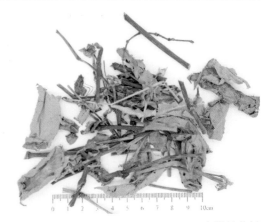

火炭母药材

3 根较少，主根略呈圆柱形，其余须状，棕褐色。偶见有细小的头状花序，常数个排成圆锥状。

4 气微，味酸、微涩。

以叶多、色黄绿者为佳。

功能与主治

清热利湿，凉血解毒。用于湿热泄泻、痢疾，黄疸，咽喉肿痛，湿热疮疹。

用途

**药用** 火炭母为胃肠宁片（冲剂/颗粒）、腹安冲剂（颗粒）、腹可安片、快应茶、消眩止晕片、肝友胶囊、飞扬肠胃炎片等多种中成药的主要原料。

**凉茶** 火炭母是岭南地区常用的防暑凉茶，为广东凉茶、清热祛湿茶、广东凉茶颗粒等凉茶类型中成药的原料。

# 车前草

## 利尿通淋良药

车前草（*Plantago asiatica* L.）俗称"蛤蟆草、饭匙草、蛤蟆叶"。来源于车前科植物，全草入药。分布于全国各地。

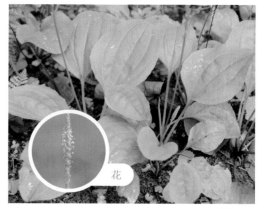

车前草植物

## 植物特征

1 二年生或多年生草本；须根多数；根茎短，稍粗。

2 叶基生呈莲座状，薄纸质或纸质，宽卵形或宽椭圆形，先端钝圆，基部宽楔形或近圆，多少下延，边缘波状、全缘或中部以下具齿。

3 穗状花序 3~10 个，细圆柱状，紧密或稀疏，下部常间断，花冠白色，花冠筒与萼片近等长。

4 蒴果纺锤状卵形、卵球形或圆锥状卵形；种子卵状椭圆形或椭圆形。

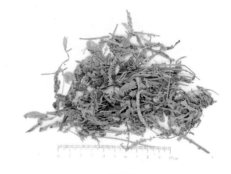

车前草

## 药材经验鉴别

1 根丛生，须状。

2 叶基生，具长柄，皱缩，展平后卵状椭圆形或宽卵形；表面灰绿色或污绿色，具明显弧形脉 5~7 条；先端钝，基部宽楔形，全缘或有不规则波状浅齿。

3 穗状花序数条，花茎长；蒴果盖

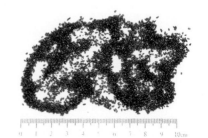

车前子

车前草和车前子药材

裂，萼宿存。

4 气微香，味微苦。

以叶多、灰绿色者为佳。

### 功能与主治

清热，利尿，通淋，祛痰，凉血，解毒。用于热淋涩痛，水肿尿少，暑湿泄泻，痰热咳嗽，吐血衄血，痈肿疮毒。

#### 用途

**药用**　车前草为泌淋胶囊（颗粒）、尿清舒颗粒、泌淋清胶囊、咳痰合剂、肾炎片、结石通片（胶囊）、喉咽清口服液（颗粒）、幼泻宁颗粒、尿毒清颗粒、盆炎净片、尿石通丸、腹可安片等多种中成药的主要原料。

**食疗**　车前草除药用外，南方地区民间常用其幼苗与瘦肉等食材一起煲汤用作食疗。

附　**车前子**　车前草干燥成熟种子亦可药用，为"车前子"。其清热利尿通淋，渗湿止泻，明目，祛痰。用于热淋涩痛，水肿胀满，暑湿泄泻，目赤肿痛，痰热咳嗽。

# 水翁花

## 祛湿消滞、"喜水而居"凉茶

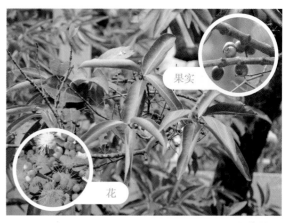

水翁植物

水翁（*Syzygium nervosum* Candolle），来源于桃金娘科植物，花蕾入药。民间在夏季习惯作凉茶解暑。其花柄称为水翁枝，树皮称为水翁皮、俗称"广东土槿皮"，叶称为水翁叶，根称为水翁根亦可入药。野生品种，主要分布地区有广东、海南、广西等。

## 植物特征

1 乔木；树皮灰褐色，颇厚；嫩枝压扁，有沟。
2 叶片薄革质，两面多透明腺点，网脉明显。
3 圆锥花序生于无叶的老枝；2~3 朵簇生，花蕾卵形。
4 浆果阔卵圆形，成熟时紫黑色。

## 药材经验鉴别

1 卵形或类球形，两端稍尖，表面稍皱缩，花梗多已脱落。
2 萼筒钟状，顶端近截平，萼裂片合生成帽状，顶端尖，有腺点。
3 花瓣 4 枚，包裹于帽状萼裂片内；花丝棕黑色。
4 质硬。

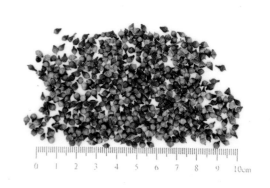

水翁浆果药材

5 气微香，味苦。

以粒大、体重，淡黄黑色，无枝梗者为佳。

功能与主治

清热解暑，祛湿消滞。用于感冒发热，头痛，腹胀，呕吐，泄泻。

用途

**药用** 水翁花为外感平安颗粒、梅翁退热片（颗粒）、跌打万花油、伤科万花油、神农茶颗粒等多种中成药的主要原料。

**凉茶** 水翁花清凉解暑常用凉茶，是甘和茶、六和茶、源吉林甘和茶、清热凉茶等多种凉茶类中成药的主要原料。

㈱ **广土槿皮** 水翁树皮为广东地方习用药材，称为"广东土槿皮、广土槿皮"。

具清热解毒，燥湿杀虫，止痒功效。用于脚气湿烂，湿疹，疥癣，疳疮，水火烫伤。是制作"土槿皮酊"的主要原料。

# 巴戟天

## 壮阳补品

巴戟天（*Morinda officinalis* How）俗称"鸡肠风、兔儿肠、巴戟肉"。为"粤八味"之一。来源于茜草科植物，根入药。栽培品种，主要栽培地区有肇庆市的德庆、高要，云浮市的郁南等地。

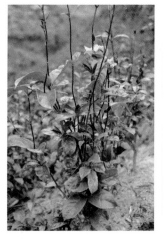

花

根
巴戟天植物

### 植物特征

1 藤本；肉质根肠状缢缩，根肉略紫红色；嫩枝被粗毛，后脱落变粗糙，老枝无毛，具棱。

2 叶纸质，顶端急尖或具小短尖，基部纯，全缘，上面初时被粗毛，后变无毛，中脉被刺状硬毛，下面无毛。

3 花序 3~7 伞形排列于枝顶；花冠白色，近钟状，稍肉质。

4 聚花核果熟时红色，扁球形或近球形；种子熟时黑色，略呈三棱形。

### 药材经验鉴别

1 扁圆柱形，略弯曲，长短不等。

2 表面灰黄色或暗灰色，具纵纹和横裂纹，有的皮部横向断离露出木部。

3 质韧，断面皮部厚，紫色，易与木部剥离；木部坚硬，黄棕色或黄白色。

4 气微，味甘而微涩。

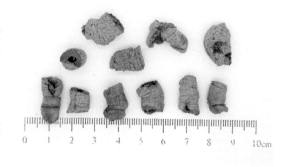
巴戟天药材

以条大、肥壮、连珠状、肉厚、色紫者为佳。

### 功能与主治

补肾阳，强筋骨，祛风湿。用于阳痿遗精，宫冷不孕，月经不调，少腹冷痛，风湿痹痛，筋骨痿软。

#### 用途

**药用** 巴戟天为滋肾育胎丸、巴戟振阳胶囊、锁仙补肾口服液、杞鹿温肾胶囊、海马强肾丸、益肾健骨片、还少丹、补肾健脾口服液、参鹿补虚胶囊、龟鹿二胶丸、安肾丸、参茸丸、滋阴补肾丸等多种中成药的主要原料。

附 **制巴戟天** 巴戟天经甘草汁浸润、蒸制后去除木心可成制巴戟天，功效与巴戟天相同。

鉴别：呈扁圆柱形短段或不规则块。表面灰黄色或暗灰色，具纵纹和横裂纹。切面皮部厚，紫色或淡紫色，中空。气微，味甘而微涩。

**盐巴戟天** 巴戟天经盐水浸润、蒸制后去除木心可成盐巴戟天，可增强补肾作用。

鉴别：性状与制巴戟天相同，但有咸味。

**酒巴戟天** 巴戟肉经酒闷润后，用文火加热可制成酒巴戟天，可增强温肾壮阳，强筋骨，祛风湿的作用。

# 木棉花

## 广州市市花

木 棉（*Bombax ceiba Linnaeus*）俗称"红棉、英雄树、攀枝花"。来源于锦葵科植物，花入药；是岭南地区常用的食疗药膳原料。其根皮、树皮亦可入药。栽培品种，主要栽培地区有广东、广西、贵州、云南等。木棉常用于庭院观赏、绿化，是广州市的市树。

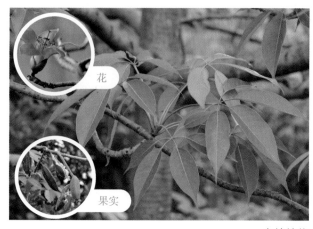

木棉植物

### 植物特征

1 落叶高大乔木，树皮灰白色，幼树树干常有圆锥状粗刺。
2 掌状复叶，全缘，两面均无毛。
3 花单生枝顶叶腋，通常红色，有时橙红色；萼杯状，内面密被淡黄色短绢毛；花瓣肉质，两面被星状柔毛。
4 蒴果长圆形，钝，密被柔毛；种子多数，倒卵形，光滑。

### 药材经验鉴别

1 皱缩成团。花萼杯状，厚革质，顶端 3 或 5 裂，裂片钝圆形，反曲，外表面棕褐色，有纵皱纹，内表面被棕黄色短绒毛。
2 花瓣 5，外面浅棕黄色，密被星状毛，内面紫棕色，有疏毛。
3 雄蕊多数，基部合生呈筒状，最外轮集生成 5 束，柱头 5 裂。

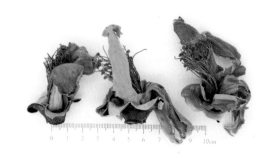

木棉花药材

4 气微，味淡、微甘、涩。

道地药材品质

以花朵大、完整、色棕黄者为佳。

**功能与主治**

清热利湿，解毒。用于泄泻，痢疾，痔疮，出血。

**用途**

**药用** 木棉花为八味三香散、九味沉香胶囊、三十一味松石丸、风湿塞隆胶囊、五花茶颗粒、六和茶、跌打万花油、伤科万花油、八味沉香丸、沉香安神散、清热二十五味丸、顺气补心十一味丸、五花茶颗粒等多种中成药的主要原料。

**食疗药膳** 岭南地区气候湿热，民间常用木棉花与其他各种市场搭配制作药膳，以健脾祛湿。

**工业用品** 木棉果内绵毛可作枕、褥、救生圈等填充材料；种子油可作润滑油、制肥皂；木材轻软，可用作蒸笼、箱板、火柴梗、造纸等。

# 木蝴蝶

## 喉科良药

木蝴蝶（*Oroxylum indicum* L.）俗称"千层纸、玉蝴蝶"。来源于紫葳科植物，种子入药。分布于广东、广西等省区。

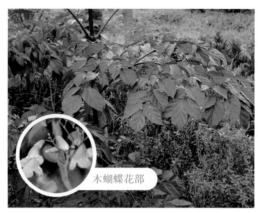

木蝴蝶花部

木蝴蝶植物

### 植物特征

1 小乔木，树皮灰褐色。

2 大型奇数 2~4 回羽状复叶；小叶三角状卵形，基部偏斜，两面无毛，全缘，叶片干后发蓝色，侧脉下面明显。

3 总状聚伞花序顶生，花大、紫红色。花萼钟状，紫色，膜质；花冠紫红色，肉质，有臭味。

4 蒴果木质，垂悬树梢，2 瓣裂；种子多数，圆形，周翅薄如纸，故有千张纸之称。

### 药材经验鉴别

1 蝶形薄片，除基部外三面延长成宽大菲薄的翅。

2 浅黄白色，翅半透明，有绢丝样光泽，有放射状纹理，边缘多破裂。

3 体轻，剥去种皮，可见一层薄膜状胚乳紧裹于子叶。子叶2，蝶形，黄绿色或黄色。

4 气微，味微苦。

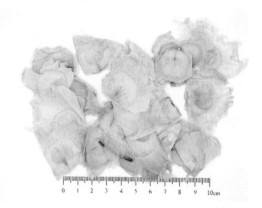

木蝴蝶药材

以色白、有绢丝样光泽、大而完整者为佳。

清肺利咽，疏肝和胃。用于肺热咳嗽，喉痹，音哑，肝胃气痛。

用途

**药用**　木蝴蝶为咽炎胶囊（片）、强心丸、保喉片、小儿消咳片、金嗓清音胶囊（丸）、金嗓利咽胶囊（丸/片）、金嗓散结胶囊（丸）、杏贝止咳颗粒、金嗓开音丸等多种中成药的主要原料。

**凉茶**　岭南地区常将木蝴蝶作凉茶原料，是广东凉茶、广东凉茶颗粒、清热凉茶等凉茶类型中成药的原料。

（附）　**其他药用部位**　木蝴蝶树皮具有清热利湿的功效，用于传染性肝炎、膀胱炎和咽喉肿痛。

# 化橘红

## "消痰至灵"

化州柚（*Citrus maxima* cv. *Tomentosa*）俗称"化州橘红、化州陈皮、毛橘红"。为广东省"粤八味"之一。来源于芸香科植物，以未成熟或近成熟的外层果皮入药。分布于广东化州、吴川、廉江、电白、信宜，以化州产者质量最佳。

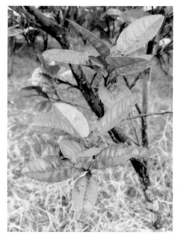

花

果实
化橘红植物

## 植物特征

1 常绿小乔木，枝条粗壮斜生，幼枝被浓密柔毛。

2 叶互生；叶柄的叶翼倒心脏形；叶片长椭圆形，两面主脉上均有柔毛。

3 花极香，单生或腋生花序；花瓣白色，矩圆形；花柱柱状，柱头极大。

4 果实圆形或略扁，幼果密被白色绒毛，果肉味极酸。

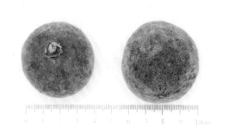
柚果（橘红胎）

## 药材经验鉴别

1 呈对折的七角或展平的五角星状，单片呈柳叶形。

2 外表面黄绿色，密布茸毛，有皱纹及小油室；内表面黄白色或淡黄棕色，有脉络纹。

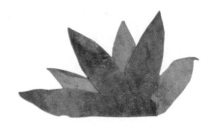
化橘红（七爪）

化橘红药材

3 断面不整齐，外缘有 1 列不整齐的下凹的油室，内侧稍柔而有弹性。

4 质脆，易折断。

5 气芳香，味苦、微辛。

道地药材品质

以毛绒细密、色青、气香者为佳。

### 功能与主治

理气宽中，燥湿化痰。用于咳嗽痰多，食积伤酒，呕恶痞闷。

**用途**

**药用** 化橘红为橘红痰咳液（颗粒／泡腾片）、橘红化痰丸（片）、保济丸、儿感清口服液、清热化滞颗粒、橘红丸、止咳橘红丸（口服液／颗粒／胶囊）、京制咳嗽痰喘丸、小儿清肺丸、保童化痰丸等多种中成药的主要原料。

**（附）** **社会价值** 橘红是药食同源之品，"化橘红、化州橘红"为国家地理标志产品、国家地理标志证明商标、广东省立法保护的 8 个岭南中药材之一。

*橘红胎*

**鉴别：** 近球形、圆柱形或类圆片状。表面黄绿色至墨绿色，密布茸毛，有皱纹及小油室；中果皮黄白色至黄棕色，有脉络纹。完整者先端有花柱脱落的痕迹，基部有果柄疤痕。质坚硬，不易切开，切面平整，外缘有一列下凹油室，内侧可见细小瓤囊；类圆片状者质硬脆，受潮后稍柔韧。气芳香，味苦、微辛。

**功能与主治：** 理气宽中，燥湿化痰。用于咳嗽痰多，食积伤酒，呕恶痞闷。

**柚** 同属植物柚［*Citrus grandis*（Linn.）Osbeck］的外层果皮也作为化橘红同等入药，质量以化州柚为优；区别在于：外表面黄绿色至黄棕色，无毛。

# 艾叶

## 端午时节艾芳香

五月艾（*Artemisia indica* Willd.）俗称"野艾、大艾、绒艾"。民间习用草药；其嫩苗用作蔬菜或盐制酱菜。来源于菊科植物，地上部分入药。野生、栽培均有；野生品种分布广泛，分布地区有福建、江西、湖南、广东、广西、贵州等；主要栽培地区有广东、广西等。

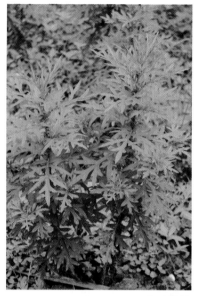

艾叶植物

### 植物特征

1. 半灌木状草本，具浓烈香气。主根明显，多侧根；根状茎粗短，常有短匍茎；茎褐色或上部微带红色，纵棱明显，分枝多。

2. 叶背面密被灰白色蛛丝状绒毛；叶一至二回羽状分裂，常第一回全裂或深裂，第二回为深或浅裂齿或为粗锯齿；花期叶均萎谢。

3. 头状花序卵形，多数，在分枝上排成总状花序或复总状花序，而在茎上再组成圆锥花序；总苞片有绿色中肋，边缘膜质；花冠檐部紫红色。

4. 瘦果长圆形或倒卵形。

### 药材经验鉴别

1. 茎圆柱形；表面灰绿色，具纵棱线，稀被灰白色茸毛。

2. 叶互生，皱缩卷曲，展开后呈卵状椭圆形，一至二回羽状分裂，边缘有不规则粗锯齿，下表面密生灰白色茸毛；叶柄基部具抱茎假托叶。

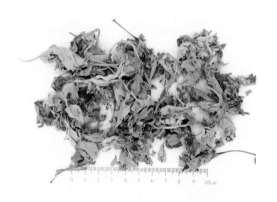

艾叶药材

3 质略硬，易折断。

4 断面中部有髓。

5 气清香，味苦。

以叶多、叶下表面灰白色、茸毛多、气香者为佳。

温经止血，散寒止痛；外用祛湿止痒。用于吐血，衄血，崩漏，月经过多，胎漏下血，少腹冷痛，经寒不调，宫冷不孕；外治皮肤瘙痒。

**艾绒**　五月艾享有"中医之草"的美称。其叶片在石臼中舂成绒状，用纸卷成圆柱状条状，可制成艾绒，供灸剂用。

此外，另有艾（广东称蕲艾），亦为加工艾绒的原料。

# 玉竹

## 养阴润肺佳品

玉 竹 [*Polygonatum odoratum* (Mill.) Druce] 俗称"玉参、萎蕤、尾参"。来源于百合科植物，根茎入药。为药食同源之品，为秋冬养阴滋补的食材佳品。野生、栽培均有，主要栽培地区有湖南、广东、安徽等。

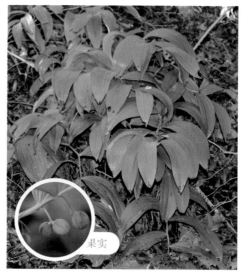

果实

玉竹植物

## 植物特征

1 根状茎圆柱形。

2 叶互生，卵状矩圆形，下面带灰白色，下面脉上平滑至呈乳头状粗糙。

3 花序具 1~4 花（栽培情况下可多至 8 朵）；花被黄绿色至白色。

4 浆果蓝黑色，具 7~9 颗种子。

## 药材经验鉴别

1 长圆柱形，略扁，少有分枝。

2 表面黄白色，半透明，具纵皱纹和微隆起环节，有白色圆点状须根痕和圆盘状茎痕。

3 质硬而脆或稍软，易折断。

4 断面角质样或显颗粒性。

5 气微，味甘，嚼之发黏。

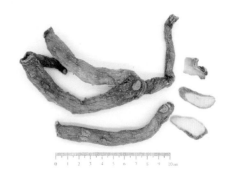

玉竹药材

以条长、肉肥、黄白色，光泽柔润者为佳。

养阴润燥，生津止渴。用于肺胃阴伤，燥热咳嗽，咽干口渴，内热消渴。

## 用途

**药用** 玉竹为益气补肾胶囊、冠心静胶囊、玉苓消渴茶、明目二十五味丸、肤舒止痒膏、阴虚胃痛片、调经白带丸、小儿健胃糖浆、参茸安神丸、冠心静片、清脑安神丸等多种中成药的主要原料。

**药膳** 玉竹性味平和，滋补而不腻，不寒不燥，有补益五脏，滋养气血，平补而润，兼除风热的作用，是日常炖汤食疗佳品。而且玉竹还有降糖作用，适合糖尿病人群。

**日化用品** 因玉竹还可润泽皮肤，消散皮肤慢性炎症，已被开发成众多护肤、养护产品。

# 白花蛇舌草

## 清热解毒、消痈散结
## 单花凉茶

白花蛇舌草（*Hedyotis diffusa Willd.*）俗称"蛇舌草、蛇总管"。来源于茜草科植物，全草入药。分布于云南、广东、广西、福建等省区。

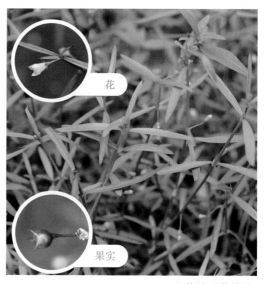

白花蛇舌草植物

## 植物特征

1 一年生、披散、纤细、无毛草本。
2 叶对生，无柄，线形，先端短尖，边缘干后常背卷，上面中脉凹下，托叶基部合生，先端芒尖。
3 花单生或双生叶腋，花梗略粗壮；萼筒球形，萼裂片4；花冠白色，筒状。
4 蒴果扁球形，宿存萼檐裂片。

## 药材经验鉴别

1 全草扭缠成团，灰绿色或灰棕色。主根1条，须根纤细；茎细而卷曲。
2 叶对生，无柄，完整叶片呈线状披针形，有托叶；花单生或2朵生于叶腋；蒴果，扁球形。
3 质脆易断，中央有白色髓部。

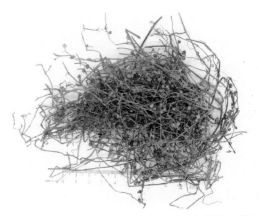

白花蛇舌草药材

4 气微，味淡。

道地药材品质

以叶多、色灰绿、具花果者为佳。

**功能与主治**

清热解毒，消痈散结，利水消肿。用于咽喉肿痛，肺热喘咳，热淋涩痛，湿热黄疸，毒蛇咬伤，疮肿热痈。

**用途**

　　**药用**　白花蛇舌草为瘫清胶囊（片）、养正消积胶囊、肾炎康复片、男康片、抗骨髓炎片、花红片（颗粒）、炎宁胶囊（颗粒/片）、肝复康丸、乙肝舒康片、喉舒宁胶囊（片）、克痹骨泰胶囊等多种中成药的主要原料。

　　**食疗**　白花蛇舌草为常用的凉茶原料，市场将其开发成了有机饮料（崂山白花蛇舌草水）和袋泡茶等产品形式。

**〔附〕**　**伞房花耳草**　市场常将易混品伞房花耳草（水线草）做白花蛇草销售，需注意区分。其两者为同科同属植物，且性状相似，主要区别为水线草花2~5朵组成腋生的伞房花序，花梗较长而纤弱。民间常将伞房花耳草做白花蛇舌草的替代品使用。

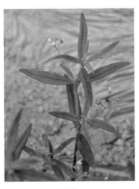 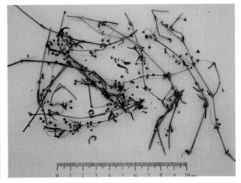

植物　　　　　　　　　　　　　　　药材

伞房花耳草

# 半枝莲

## 家有半枝莲，可以伴蛇眠

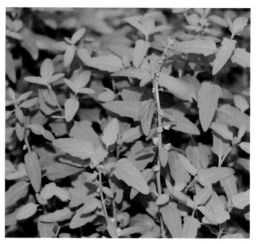

半枝莲植物

半枝莲（*Scutellaria barbata* D. Don）俗称"狭叶韩信草、田基草、牙刷草"。食药同源之品。来源于唇形科植物，全草入药。分布我国各省区。

## 植物特征

1 多年生草本；茎无毛或上部疏被平伏柔毛。

2 单叶对生，叶三角状卵形或卵状披针形，先端尖，基部宽楔形或近平截，疏生浅钝牙齿。

3 总状花序顶生；花萼沿脉被微柔毛，具缘毛；花冠紫蓝色，被短柔毛，冠筒基部囊状，上唇半圆形，下唇中裂片梯形。

4 小坚果褐色，扁球形，被瘤点。

## 药材经验鉴别

1 根纤细；茎丛生，较细，方柱形，无毛，表面暗紫色或棕绿色。

2 叶对生，有短柄，多皱缩，展平后三角状卵形或披针形，先端钝，基部宽楔形，全缘或有少数不明显的钝齿；上面暗绿色，下面灰绿色。

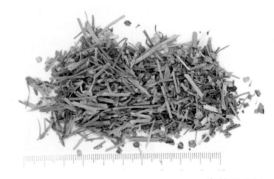

半枝莲药材

3 花单生于茎枝上部叶腋，花萼裂片钝或较圆；花冠二唇形，棕黄色或浅蓝紫色，被毛；果实扁球形，浅棕色。

4 气微，味微苦。

以茎枝细匀、深绿色、带"耳挖状"花萼附属体者为佳。

清热解毒，化瘀利尿。用于疔疮肿毒，咽喉肿痛，跌扑伤痛，水肿，黄疸，蛇虫咬伤。

用途

**药用**　半枝莲为热炎宁片（合剂/颗粒）、抗骨髓炎片、紫龙金片、解毒维康胶囊、半枝莲胶囊（片）、宫瘤宁片（颗粒/胶囊）、肝毒净颗粒、参莲颗粒、鼻咽灵片、茵山莲颗粒、复方半边莲注射液、解毒通淋丸等多种中成药的主要原料。

# 白茅根

## 解热病烦渴凉茶原料

白茅［*Imperata cylindrica* var. *major*（Nees）C. E. Hubb.］俗称"白茅根、地筋、茅草根"。为药食同源之品，是岭南地区常用的凉茶原料。来源于禾本科植物，根茎入药。野生品种，主要分布地区有广东、广西、海南、江苏、安徽、河南等。

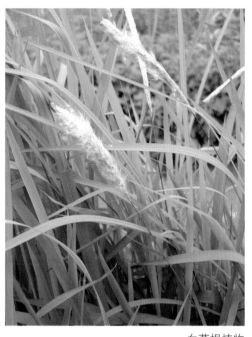

白茅根植物

## 植物特征

1 多年生；具横走多节被鳞片的长根状茎。秆直立，具2~4节，有白柔毛。叶鞘口具疣基柔毛；叶舌干膜质，顶端具细纤毛。

2 叶片线形，中脉在下面明显隆起并渐向基部增粗或成柄，边缘粗糙。

3 圆锥花序穗状，分枝短缩而密集；小穗柄顶端膨大成棒状。

4 颖果椭圆形。

## 药材经验鉴别

1 呈长圆柱形。

2 表面黄白色或淡黄色，微有光泽，具纵皱纹，节明显，稍突起。

3 体轻，质略脆。

4 断面皮部白色，多有裂隙，放射状排列，中柱淡黄色，易与皮部剥离。

5 气微，味微甜。

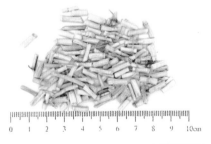

白茅根药材

以粗肥、色白、无须根、味甜者为佳。

凉血止血，清热利尿。用于血热吐血，衄血，尿血，热病烦渴，湿热黄疸，水肿尿少，热淋涩痛。

## 用途

**药用** 白茅根为血尿安胶囊、宁泌泰胶囊、三清胶囊、肾安胶囊、泌淋清胶囊、（复方）肾炎片、康肾颗粒、麦芪降糖丸、皮肤病血毒丸、急肝退黄胶囊、十灰丸、结石通片、清凉防暑冲剂等多种中成药的主要原料。

**凉茶** 药食同源的白茅根是茅根清芯茶、茅根竹蔗水等下火凉茶的佳品。

**其他** 白茅根除药用外，其秆为造纸原料，茎叶为牲畜牧草；此外，其还为森林砍伐或火烧迹地的先锋植物。

# 白扁豆

## 健脾祛湿常用汤料

白扁豆［*Lablab purpureus*（L.）Sweet］俗称"白花扁豆、鹊豆"。来源于豆科植物，种子入药。广东、广西、海南、福建等省区均有种植。

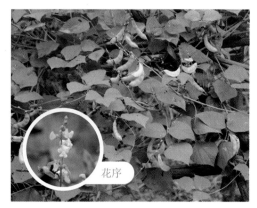
白扁豆植物

## 植物特征

1 多年生、缠绕藤本。全株几无毛，茎常呈淡紫色。

2 羽状复叶具 3 小叶，小叶宽三角状卵形，侧生小叶两边不等大，偏斜，先端急尖或渐尖，基部近截平。

3 总状花序，花簇生于每一节上；花萼钟状，花冠白色或紫色，旗瓣圆形。

4 荚果长圆状镰形，扁平；种子扁平，长椭圆形，白色，种脐线形。

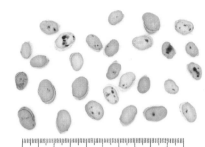
白扁豆（炒）

## 药材经验鉴别

1 扁椭圆形或扁卵圆形。

2 表面淡黄白色或淡黄色，平滑，一侧边缘有隆起的白色眉状种阜。种皮薄而脆，子叶 2，肥厚，黄白色。

3 质坚硬。

4 气微，味淡，嚼之有豆腥气。

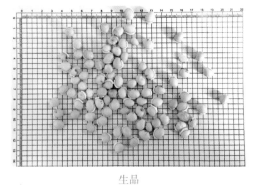
生品

白扁豆药材

以颗粒大、饱满、白色者为佳。

健脾化湿，和中消暑。用于脾胃虚弱，食欲不振，大便溏泻，白带过多，暑湿吐泻，胸闷腹胀。炒白扁豆健脾化湿。用于脾虚泄泻，白带过多。

### 用途

**药用**　白扁豆为白蔻调中丸、参术儿康糖浆、肥儿口服液、小儿渗湿止泻散、健脾止泻宁颗粒、快胃舒肝丸、补白颗粒、止泻保童冲剂、消积肥儿丸、定中丸、健脾八珍糕、宝儿康糖浆（散）等多种中成药的主要原料。

**食用**　白扁豆及白扁豆花均为药食同源之品。白扁豆是家庭煲汤食疗养生常用之品；嫩果荚常作蔬菜食用。

**（附）** **扁豆花**　为扁豆干燥近开放的花。解暑化湿，和中健脾；用于暑湿、泄泻，赤白带下。扁豆花亦为药食同源之品，常作为花茶或者制作成糕点食用。

此外，扁豆衣为干燥种皮，亦供药用。

# 龙脷叶

## 润肺通便食材

龙脷叶（*Sauropus spatulifolius Beille*）俗称"龙舌叶、牛耳叶"。广东民间常用食材、凉茶。来源于大戟科植物，叶入药。栽培品种，主要栽培地区有广东、广西等。

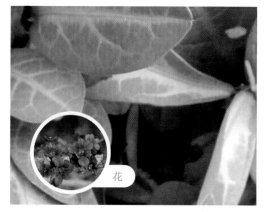

龙脷叶植物

1 常绿小灌木；茎粗糙，枝条蜿蜒状弯曲，多皱纹，节间短。

2 叶聚生于小枝上部，常向下弯垂，鲜时近肉质，干后近革质或厚纸质，匙形或倒卵状长圆形，顶端浑圆或钝，有小凸尖，上面深绿色，叶脉处灰白色。

3 花红色或紫红色，2~5 朵簇生于落叶的枝条中部或下部，或茎花。

药材经验鉴别

1 团状或条状皱缩，展平后长卵形或倒卵状披针形，表面黄绿色或绿褐色。

2 先端圆钝，有小尖刺，基部楔形或稍圆，全缘或稍皱缩成波状。下表面中脉腹背突出；叶柄短。

3 气微，味淡、微甘。

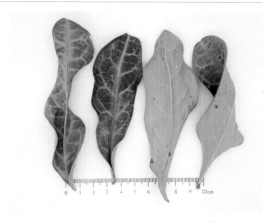

龙脷叶药材

以片大、完整者为佳。

润肺止咳，通便。用于肺燥咳嗽，咽痛失音，便秘。

用途

**凉茶** 龙脷叶不仅是岭南特色中草药，两广地区民间还做食材使用，常作为清肺化痰、生津润喉的凉茶原料。

# 田基黄

## 善治湿热黄疸

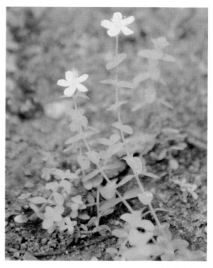

地耳草（*Hypericum japonicum* Thunb. ex Murray）俗称"田基黄、小元宝草、四方草"。来源于金丝桃科植物，全草入药。分布于我国各省区。

田基黄植物

### 植物特征

1 草本；茎单一或多少簇生。
2 叶无柄，通常卵形、卵状三角形，先端尖或圆，基部心形抱茎至平截，基脉 1~3，侧脉 1~2 对。
3 花萼片窄长圆形，花冠白、淡黄至橙黄色，花瓣椭圆形。
4 蒴果短圆柱形或球形，无腺纹。

### 药材经验鉴别

1 根须状，表面黄褐色；茎单一或基部分枝，表面黄绿色或黄棕色，质脆，易折断，断面中空。

2 叶对生，多皱缩，完整叶片展平后卵形或卵圆形，全缘，具腺点，无柄。

3 聚伞花序顶生，花小，橙黄色，萼片、花瓣均为 5 片。

4 气微，味微苦。

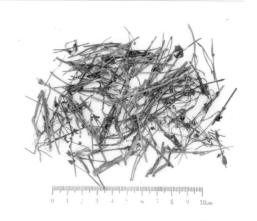

田基黄药材

以色黄绿、带花者为佳。

清热利湿，散瘀解毒。用于湿热黄疸、泄泻痢疾，毒蛇咬伤，疮疖痈肿。外伤积瘀肿痛。

用途

**药用** 田基黄为田基黄糖浆、田基黄注射液、复方肝炎颗粒（冲剂）、伤科万花油、湛江蛇药、肝康颗粒（片）、参灵肝康胶囊等多种中成药的主要原料。

**食疗** 田基黄为民间习用草药，除药用外，日常还将其与鲫鱼、瘦肉等食材一起煲汤制作药膳，或作为凉茶原料。

# 布渣叶

## 消食化滞凉茶中的爱宠

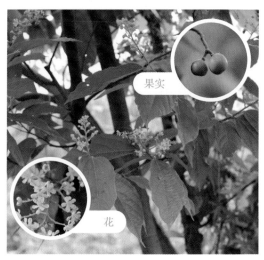

果实

花

布渣叶植物

布渣叶（*Microcos paniculata* L.）俗称"破布叶、烂布渣"。药食同源之品，是岭南地区常见的凉茶原料。来源于椴树科植物，叶入药。野生品种，主要分布地区有广东、广西等。

### 植物特征

1 灌木或小乔木；树皮粗糙，嫩枝有毛。
2 叶薄革质，两面初时有稀疏柔毛，后变秃净，边缘有细钝齿。
3 顶生圆锥花序，被星状柔毛；花瓣长圆形，淡黄色。
4 核果近球形或倒卵形。

### 药材经验鉴别

1 多皱缩或破碎；完整叶展平后呈卵状长圆形或卵状矩圆形。

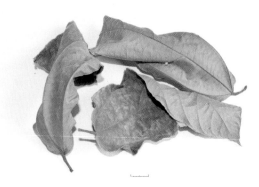

2 表面黄绿色或黄棕色；先端渐尖，基部稍偏斜，边缘具细齿；基出脉 3 条；具短柄，叶脉及叶柄被柔毛。
3 纸质，易破碎。
4 气微，味淡、微酸涩。

布渣叶药材

以叶大、完整、色绿者为佳。

消食化滞，清热利湿。用于饮食积滞，感冒发热，湿热黄疸。

用途

**药用**　布渣叶为小儿夜啼颗粒、外感平安颗粒、肝舒胶囊、和中糖浆、胃肠宁颗粒、保儿安颗粒、胃肠宁片（冲剂）等多种中成药的主要原料。

**凉茶**　布渣叶在岭南地区被广泛用于煎茶作夏季饮料，具有解渴、开胃作用，在民间有"凉茶瑰宝"之称，是广东凉茶、六和茶、清热凉茶、广东凉茶颗粒、源吉林甘和茶、十味溪黄草颗粒、甘和茶等众多凉茶类中成药的主要原料。

# 灯心草

## 清心去烦的 "灯芯"

灯心草（*Juncus effusus* L.）俗称 "水灯草、灯心草"。来源于灯心草科植物，干燥茎髓。分布于江西、江苏、福建、广东等省区。

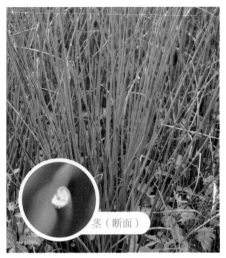
茎（断面）

灯心草植物

### 植物特征

1 多年生草本；茎丛生，直立，圆柱形，淡绿色，具纵条纹，内充满白色的髓心。
2 叶均为低出叶，鞘状或鳞片状，包围在茎基部，叶片退化为刺芒状。
3 聚伞花序假侧生，含多花，花被片线状披针形，顶端锐尖，黄绿色。
4 蒴果长圆形或卵形，黄褐色。

### 药材经验鉴别

1 细圆柱形。表面白色或淡黄白色，有细纵纹。
2 体轻，质软，略有弹性，易拉断，断面白色。
3 气微，味淡。

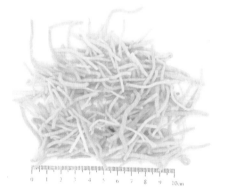

### 道地药材品质

以条长粗壮、色白者为佳。

灯心草药材

### 功能与主治

清心火，利小便。用于心烦失眠，尿少涩痛，口舌生疮。

**药用** 灯心草为灯心止血胶囊（糖浆）、八正颗粒（片/合剂/胶囊）、舒眠片（胶囊）、小儿清热片、肾安胶囊、消咳平喘口服液、小儿夜啼颗粒、胆胃康胶囊、尿路康颗粒等多种中成药的主要原料。

**食疗** 灯心草为两广常用草药，常与瘦肉、排骨等食材一同煲汤，作为清心降火的食疗之品。此外还可与雪梨、枸杞一起制作养心润肺的糖水饮品。

# 决明子

## 明目又降脂

决　明〔*Senna tora*（Linnaeus）Roxburgh〕俗称"马蹄决明、假绿豆"。来源于豆科植物，种子入药。分布于我国长江流域以南各省区。

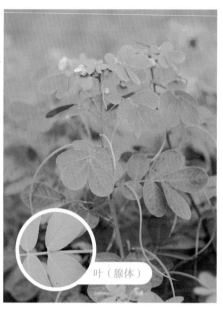

叶（腺体）

决明子植物

### 植物特征

1　直立、粗壮、一年生亚灌木状草本。

2　小叶 3 对，膜质，倒卵形或倒卵状长椭圆形，顶端圆钝而有小尖头，叶轴上每对小叶间有棒状腺体 1 枚。

3　花腋生，常 2 朵聚生；花瓣黄色。

4　荚果纤细，近四棱形，两端渐尖；种子，菱形，光亮。

### 药材经验鉴别

1　略呈菱方形或短圆柱形，两端平行倾斜。

2　表面绿棕色或暗棕色，平滑有光泽。一端较平坦，另端斜尖，背腹面各有 1 条突起的棱线。

3　种皮薄，子叶 2，黄色，呈"S"形折曲并重叠。

4　质坚硬，不易破碎。

5　气微，味微苦。

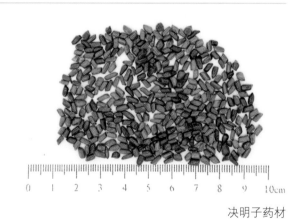

决明子药材

以颗粒大小均匀、饱满、绿褐色者为佳。

清热明目，润肠通便。用于目赤涩痛，羞明多泪，头痛眩晕，目暗不明，大便秘结，高血压。

用途

**药用**　决明子为降脂宁胶囊、明藿降脂颗粒、决明平脂胶囊、七珠健胃茶、降压颗粒、舒络片、稳压胶囊、养肝还睛丸、明目滋肾片、复方决明片、菊明降压片、清热明目茶、石斛明目丸等多种中成药的主要原料。

**食用**　决明子为药食同源之品，可与菊花等一同作为决明子茶食用；其嫩苗或嫩果亦可食用。

**日化用品**　决明子除药食两用外，还常用于提取蓝色染料，用作纤维染色。民间还常用作枕头填充物。

附　**混淆品**　广东潮汕地区把同科植物望江南（*Cassia occidentalis* Linn.）的干燥成熟种子称为"扁草决明"。其实为中药材"望江南子"，含大黄素，有致泻作用；以及含有毒蛋白及柯亚素，对肝、肾有损害作用。应注意区别。

# 芒果核

## "五核汤" 成员

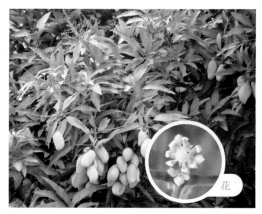

芒果植物

柠果（*Mangifera indica* L.）俗称"芒果核"。果实多为鲜果食用，也用于制作果脯。来源于漆树科植物，果核入药。栽培于广东、海南等省区。

### 植物特征

1 常绿大乔木，树皮灰褐色，小枝褐色，无毛。
2 叶薄革质，常集生枝顶，通常为长圆形或长圆状披针形，叶面略具光泽，侧脉两面突起。
3 圆锥花序，多花密集，被灰黄色微柔毛，花小，杂性，黄色或淡黄色。
4 核果大，肾形，压扁，成熟时黄色，中果皮肉质，肥厚，鲜黄色，味甜，果核坚硬。

### 药材经验鉴别

1 扁肾形或扁长卵形。
2 表面黄白色或浅黄棕色，具数条斜向筋脉纹（内果皮维管束），并被绒毛状纤维；中央稍隆起。
3 果核坚硬，摇之作响，破开后内表面黄白色，光滑，内有种子一枚，外种皮薄，纸质，类白色；种仁肥厚，表面黄白色

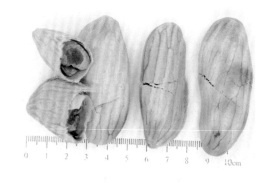

芒果核药材

至暗棕色。

4 断面色较表面浅，肥厚。

5 气微，味微酸、涩。

以个均匀、饱满、黄白色者为佳。

清热消滞。用于内积不消，停滞不化，疝气。

**用途**

**药用** 芒果核为前列宁胶囊、外感平安颗粒、珍宝解毒胶囊、那如八味丸、十味豆蔻丸、四十二味疏肝胶囊等多种中成药的主要原料。也是民间用以治疝气的"五核汤"配伍药物之一。

**食用** 果实成熟时黄色，外表光滑革质，果肉肥厚，鲜黄色，汁多味甜。为常见热带水果。

# 地胆头

## 预防感冒好药材

地胆草（*Elephantopus scaber* L.）俗称"磨地胆、地胆头、苦地胆"。来源于菊科植物，全草入药。分布于我国西南及华南地区。

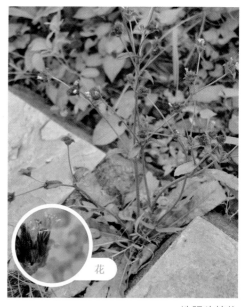

地胆头植物

**植物特征**

1. 多年生草本；根茎平卧或斜升，多少二歧分枝，密被白色贴生长硬毛。
2. 基生叶莲座状，匙形或倒披针状匙形；茎叶少而小，倒披针形或长圆状披针形，上面被疏长糙毛，下面密被长硬毛和腺点。
3. 头状花序在枝端束生成球状复头状花序；总苞片绿色或上端紫红色，长圆状披针形，先端具刺尖；花淡紫或粉红色。
4. 瘦果长圆状线形，被柔毛；冠毛污白色。

**药材经验鉴别**

1. 全体被白色茸毛，下端基生叶成丛，皱缩，展开后匙形或长圆状倒披针形，青绿色，边缘具疏齿或不明显，纸质；茎生叶少而小。
2. 老株茎自叶丛抽出，长直而硬，稍扁，断面中空。有时茎端带有头状花序，花冠多已脱落，只残留

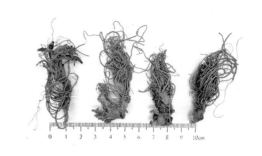

地胆头药材

花萼。

3 气微，味苦。

道地药材品质

以叶多色青绿、不带花茎者为佳。

功能与主治

清热解毒，凉血止血，利水消肿。用于血热吐血，衄血，湿热淋浊，脚气水肿，湿热黄疸；外用治痈肿疔疮，蛇虫咬伤。

用途

**药用**　地胆头为三金感冒片中成药的主要原料。

**食疗**　地胆头不仅为民间常用草药，也可作为常采食的野菜。是制作地胆头老鸭汤、地胆头鸡汤、地胆头瘦肉汤的常用食疗材料，其中地胆头鸡汤是海南本土民间的特色菜品。

附　白花地胆头　广东梅州、潮汕等地区民间亦用白花地胆草（*Elephantopus tomentosus* L.）作为地胆头使用，两者为同科同属植物，白花地胆头特点为茎多分枝，叶自茎生出，花白色。

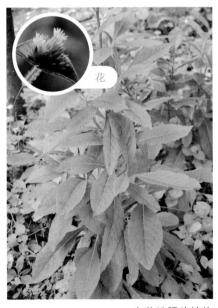

花

白花地胆头植物

# 肉桂

## 作为香料的树皮

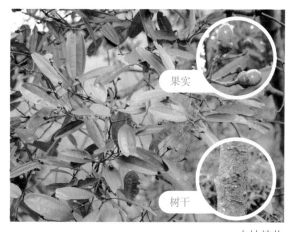

果实

树干

肉桂植物

肉桂（*Cinnamomum cassia Presl*）俗称"筒桂、玉桂、桂皮"。药食同源之品，广泛用作香辛调料。来源于樟科植物，树皮入药；嫩枝、叶、幼嫩果实及花萼亦可入药，分别称为"桂枝""肉桂叶""桂丁"。其干燥枝、叶经水蒸气蒸馏提取的挥发油称为"肉桂油"。根据不同的加工方式，商品规格又可分为"官桂""企边桂""板桂""烟桂"等。栽培品种，主要栽培地区有广东、广西、福建等。

## 植物特征

1. 乔木；树皮灰褐色。当年生枝条略呈四棱形，黄褐色，具纵向细条纹，密被短绒毛。
2. 叶互生或近对生，革质，边缘软骨质，内卷，上面绿色，有光泽，无毛，下面淡绿色，离基三出脉。
3. 圆锥花序腋生或近顶生；花白色。
4. 果椭圆形，成熟时黑紫色，无毛；果托浅杯状。

## 药材经验鉴别

1. 呈槽状或卷筒状。
2. 外表面灰棕色，稍粗糙，有不规则细皱纹和横向突起皮孔，有的可见灰白色斑纹；内表面红棕色，划之显油痕。
3. 质硬而脆，易折断。
4. 断面不平坦，外层棕色而较粗糙，内层红

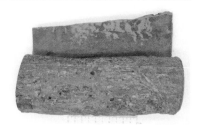

肉桂药材

棕色而油润，两层间有 1 条黄棕色的线纹。

5 气香浓烈，味甜、辣。

道地药材品质

以外皮细致，肉厚体重，断面紫红色，油性大，香气浓，味甜微辛，嚼之无渣者为佳。

功能与主治

补火助阳，引火归元，散寒止痛，温通经脉。用于阳痿宫冷，腰膝冷痛，肾虚作喘，虚阳上浮，眩晕目赤，心腹冷痛，虚寒吐泻，寒疝腹痛，痛经经闭。

用途

**药用**　肉桂为济生肾气片、补肾助阳丸、田七镇痛膏、活血风寒膏、小儿止泻贴、木香理气丸、温胃降逆颗粒、五味清浊丸、通经甘露丸、桂附地黄口服液、活络丸、滋肾丸、开郁舒肝丸、清心滚痰丸等多种中成药的主要原料。

**调味料**　肉桂具有特殊的芳香气味，是全球范围常用的调味料，十三香、五香粉等调味品均含有肉桂。

**肉桂油**　肉桂油有着独特的辛烈、暖甜香气，常用于烟草、香水、饮料、酒等的调配。

附　**其他药用部位**

桂枝　具发汗解肌，温通经脉，助阳化气，平冲降气功效。用于风寒感冒，脘腹冷痛，血寒经闭，关节痹痛，痰饮，水肿，心悸。

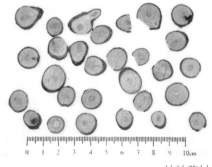

桂枝药材

# 余甘子

## 回味清甜甘香的潮汕消食品

余甘子（*Phyllanthus emblica* L.）俗称"油甘、牛甘果"。岭南地区作鲜果食用，味酸甜、微涩。来源于大戟科植物，果实入药。主产于广东、福建、广西等省区。

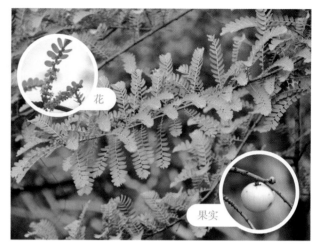

花

果实

余甘子植物

### 植物特征

1 乔木，树皮浅褐色；枝条具纵细条纹。

2 叶片纸质至革质，二列，线状长圆形，顶端截平或钝圆，基部浅心形而稍偏斜。

3 多朵雄花和1朵雌花或全为雄花组成腋生聚伞花序；花被片6。

4 核果，球状，外果皮肉质，淡绿色或者淡黄白色，内果皮壳质。

### 药材经验鉴别

1 球形或扁球形，表面棕褐色或墨绿色，有浅黄色颗粒状突起，具皱纹。

2 内果皮黄白色，硬核样，表面略具6棱，背缝线偏上部有数条筋脉纹，干后可裂成6瓣，种子6，近三棱形，棕色。

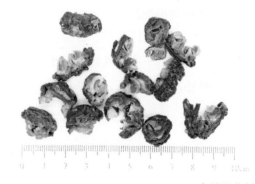

余甘子药材

3 气微，味酸涩，回甜。

以个大、肉厚、无果柄、酸甜味浓者为佳。

清热凉血，消食健胃，生津止咳。用于血热血瘀，消化不良，腹胀，咳嗽，喉痛，口干。

用途

**药用**　余甘子为余甘子喉片、六味明目丸、益肝活血明目丸、风湿塞隆胶囊、大黄利胆胶囊、余麦口咽合剂、喉舒口含片、如意珍宝丸、清肺止咳丸、大黄利胆片等多种中成药的主要原料。

**食用**　余甘子为药食同源之品，其生品入口酸涩，但咀嚼后可生津回甘；常腌制成果脯食用，或用作泡酒。

# 灵芝

## 传说中的长生不老药

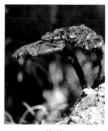
紫芝

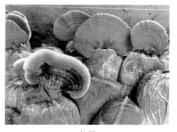
赤芝

灵芝植物

赤芝［*Ganoderma lucidum*（Leyss.ex Fr.）Karst.］俗称"红芝、菌灵芝、灵芝草"。来源于多孔菌科植物，子实体入药。分布于我国大部分省区。野生或栽培。

### 植物特征

1 子实体一年生，有柄，栓质；菌盖半圆形或肾形。

2 盖表褐黄色或红褐色，盖边渐趋淡黄，有同心环纹，有亮漆状光泽；菌肉乳白色，近管处淡褐色。

3 菌柄圆柱形，侧生或偏生，偶中生；与菌盖色泽相似。

### 药材经验鉴别

1 外形呈伞状，菌盖肾形、半圆形或近圆形；皮壳坚硬，黄褐色至红褐色，有光泽，具环状棱纹和辐射状皱纹，边缘薄而平截，常稍内卷。

2 菌肉白色至淡棕色；菌柄圆柱形，侧生，少偏生，红褐色至紫褐色，光亮。

3 孢子细小，黄褐色。

4 气微香，味苦涩。

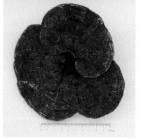
赤芝

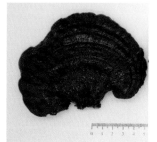
紫芝

灵芝药材

以子实体菌盖大、肉厚、完整、菌盖及菌柄均紫褐色，表面有漆样光泽者为佳。

**功能与主治**

补气安神，止咳平喘。用于心神不宁，失眠心悸，肺虚咳喘，虚劳短气，不思饮食。

**用途**

**药用**　灵芝为康艾扶正胶囊、灵芪加口服液、天芝草胶囊、人参灵芝胶囊、清肺散结丸、安神宁、珍合灵片、安神糖浆、灵芝片（颗粒）、消疲灵颗粒、活心丸、益心宁神片、灵芝孢子粉胶囊等多种中成药的主要原料。

**保健食品**　除了药用，但市场已将灵芝开发成增强免疫、缓解体力疲劳等保健类型的众多保健食品，如蜂胶灵芝软胶囊、酸枣仁灵芝胶囊、灵芝西洋参胶囊等。

2019 年国家市场监督管理总局对灵芝按照传统既是食品又是中药材的物质开展管理试点工作。

**附**　紫芝　紫芝为灵芝另一来源，与赤芝具有相同的药用功效；其子实体形态与赤芝相似，主要区别为菌盖与菌柄的皮壳呈紫黑色或褐黑色；菌肉与菌盖下面的菌管均为锈褐色。

# 鸡血藤

## 会流"血"的树藤

鸡血藤（*Spatholobus suberectus Dunn*）俗称"血藤、大血藤、密花豆"。来源于豆科植物，藤茎入药。野生品种，主要分布地区有广西、云南、广东、福建等。

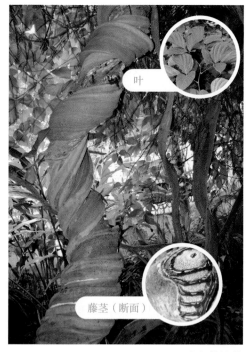

叶

藤茎（断面）

鸡血藤植物

〔 植物特征 〕

1 攀援藤本，幼时呈灌木状。

2 三出复叶，叶纸质或近革质，异形，顶生的两侧对称，侧生的两侧不对称。

3 圆锥花序腋生或生于小枝顶端，花序轴、花梗被黄褐色短柔毛；花瓣白色。

4 荚果近镰形，长，密被棕色短绒毛；种子扁圆形。

〔 药材经验鉴别 〕

1 椭圆形、长矩圆形或不规则的斜切片。

2 栓皮灰棕色，有的可见灰白色斑，栓皮脱落处显红棕色。

3 质坚硬。

4 切面木部红棕色或棕色，导管孔多数；韧皮部有树脂状分泌物呈红棕色至黑棕色，与木部相间排列呈数个同

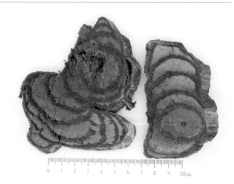

鸡血藤药材

心性椭圆形环或偏心性半圆形环；髓部偏向一侧。

5 气微，味涩。

以树脂状分泌物多者为佳。

活血补血，调经止痛，舒筋活络。用于月经不调，痛经，经闭，风湿痹痛，麻木瘫痪，血虚萎黄。

用途

**药用** 鸡血藤为补血宁神片、养血安神颗粒、祛风息痛丸、康妇灵胶囊、养血安神丸、调经活血片、调经补血丸、腰腿痛丸、舒筋健腰丸等多种中成药的主要原料。

㊟ **易混品** 市面上鸡血藤同名易混品甚多，主要有山鸡血藤（香花崖豆藤）、常春油麻藤、白花油麻藤、大血藤等，需注意区分。另有主产于云南的南五味子称为"滇鸡血藤"，其为定坤丹主要原料。

# 芡实

## 补脾益肾的"水中人参"

　　芡实（*Euryale ferox* Salisb. ex DC）俗称"鸡头米、刺莲藕"。来源于睡莲科植物，成熟种仁入药。为药食同源之品，是大众日常食疗药膳之佳品。栽培品种，主要栽培地区有广东、江西、湖南、江苏等。

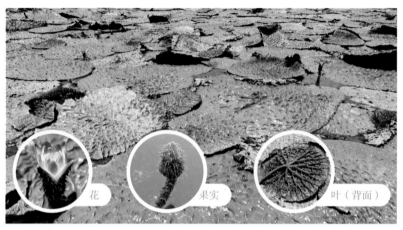

花　　　果实　　　叶（背面）

芡实植物

植物特征

1　一年生大型水生草本。
2　沉水叶箭形或椭圆肾形，两面及叶柄无刺。
3　浮水叶革质，椭圆肾形至圆形，盾状，全缘，下面带紫色，两面有锐刺；叶柄及花梗粗壮，皆有硬刺。
4　花萼片内面紫色，外面密生硬刺；花瓣紫红色，成数轮排列。
5　浆果球形，污紫红色，外面密生硬刺；种子球形，黑色。

药材经验鉴别

1　类球形，多为破粒。

2 表面有棕红色内种皮，一端黄白色，约占全体的1/3，有凹点状种脐痕，除去内种皮显白色。

3 质较硬。

4 断面白色，粉性。

5 气微，味淡。

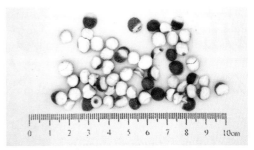

芡实药材

以颗粒饱满均匀、粉性足、无碎末及皮壳者为佳。

功能与主治

益肾固精，补脾止泻，除湿止带。用于遗精滑精，遗尿尿频，脾虚久泻，白浊，带下。

用途

**药用** 芡实为和胃疗疳颗粒、小儿化滞健脾丸、小儿渗湿止泻散、小儿止泻灵颗粒、妇炎康丸、小儿参术健脾丸、金锁固精丸、益肾灵冲剂、龟鹿滋肾丸、调经白带丸、肥儿糖浆等多种中成药的主要原料。

**食品** 芡实含淀粉，不仅可供食用，还能酿酒及制副食品。

# 沉香

## 众香之首

土沉香〔*Aquilaria sinensis* (Lour.) Spreng.〕俗称"沉香、沉水香、蜜香"。"粤八味"之一，同时与檀香、龙涎香、麝香并称为"四大名香"，广泛用于香薰、雕琢、收藏和精品深加工等。来源于瑞香科植物，含有树脂的木材入药。野生、栽培均有，野生品种为国家二级保护植物，主要栽培地区有广东、广西、海南等。

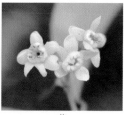

花

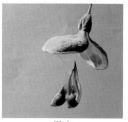

果实

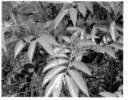

叶

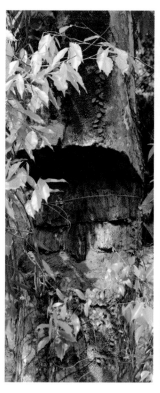

沉香植物

## 植物特征

1 乔木，树皮暗灰色，纤维坚韧；小枝被疏柔毛，后逐渐脱落。

2 叶革质，上面暗绿色或紫绿色，光亮，下面淡绿色，两面均无毛。

3 花芳香，黄绿色，多朵，组成伞形花序。

4 蒴果卵球形，幼时绿色，顶端具短尖头，密被黄色短柔毛，2室，每室具有1种子，种子褐色，卵球形，基部具有附属体，上端宽扁，下端成柄状。

## 药材经验鉴别

1 不规则块、片状或盔帽状，有的为小碎块。

2 表面凹凸不平，有刀痕，偶有孔洞，可见黑褐色树脂与黄白色木部相间的斑纹，孔洞及凹窝表面多呈朽木状。

3 质较坚实。

4 断面刺状。

5 气芳香，味苦。

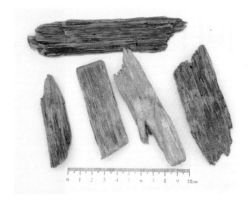

沉香药材

道地药材品质

以色黑、质重、油足、香气浓者为佳。

功能与主治

行气止痛，温中止呕，纳气平喘。用于胸腹胀闷疼痛，胃寒呕吐呃逆，肾虚气逆喘急。

用途

**药用** 土沉香为沉香化气丸、八味沉香散、紫雪胶囊（颗粒）、回春散、小儿和胃消食片、沉香降气丸、舒肝快胃丸、香砂胃痛散、清心滚痰丸、龟鹿滋肾丸、回天再造丸、妇科宁坤丸、大活络丸、胃痛丸等多种中成药的主要原料。

**香薰及工艺品** 沉香香气淡雅宜人，具有用作香薰（香粉、线香）、工艺品（手链、挂件、雕件、摆件）及收藏等经济价值。

此外，还可从沉香中蒸馏提取沉香精油，其留香时间较长，气味淡雅、清新，是制作香水的佳品，各种名贵香水都可见沉香精油的身影。

附 **人工沉香** 随着野生资源的日趋紧张，药用的沉香越来越多来源于人为外力损伤刺激结香获得的人工沉香，其辣味重。

# 何首乌

## 乌须发、补肝肾

何首乌（*Polygonum multiflorum* Thunb.）俗称"首乌、铁秤砣"。为"粤八味"之一。来源于蓼科植物，块根入药；其藤茎称为"首乌藤""夜交藤"，叶称为"首乌叶"。栽培品种，主要栽培地区有广东、贵州等。何首乌除药用外，还广泛用于洗发水等日化用品。

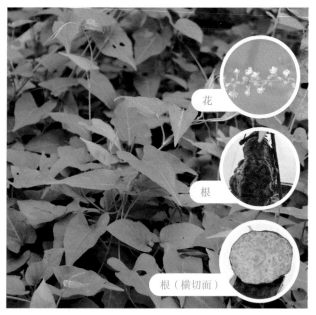

花

根

根（横切面）

何首乌植物

## 植物特征

1 多年生草本。块根肥厚，黑褐色。

2 茎缠绕，多分枝，具纵棱。

3 叶长卵形，两面粗糙，全缘；托叶鞘膜质。

4 花序圆锥状，顶生或腋生，花被白色或淡绿色。

5 瘦果卵形，具3棱，黑褐色，有光泽。

## 药材经验鉴别

1 不规则厚片或块。

2 外表皮红棕色或红褐色，有皮孔样突起及细根痕。

3 横切面淡黄棕色，粉性；皮部有类圆形异形维管束作环状排列，俗称"云锦花纹"，中央木部较大，有的呈木心。

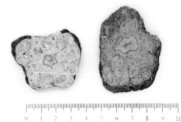

何首乌药材

4 质坚硬，不易折断。

5 气微，味微苦而干涩。

**道地药材品质**

以体重、质坚实、粉性足者为佳。

**功能与主治**

解毒，消痈，截疟，润肠通便。用于疮痈，瘰疬，风疹瘙痒，久疟体虚，肠燥便秘。

**用途**

**药用** 何首乌为首乌丸、萃仙丸、更年乐片、首乌地黄丸、润燥止痒胶囊、复方首乌补液、天麻首乌片、再障生血片等多种中成药的主要原料。

**观赏** 何首乌露土的块根形态灵动，具有较高的观赏价值，是庭院盆栽的观赏佳品。

**日化用品** 何首乌多用于提取，其提取物广泛应用于洗发水等日化用品。

附 **制何首乌** 何首乌经黑豆汁浸润、蒸制后可成制首乌。其性状、功效与何首乌均有较大差异。

**鉴别：**呈不规则皱缩状块片；表面黑褐色或棕褐色；质坚硬，断面角质样，棕褐色或黑色；气微，味微甘而苦涩。

**功能与主治：**补肝肾，益精血，乌须发，强筋骨，化浊降脂。用于血虚萎黄，眩晕耳鸣，须发早白，腰膝酸软，肢体麻木，崩漏带下，高脂血症。

**其他药用部位**

首乌藤

**鉴别：**圆柱形段；外表面紫红色或紫褐色；切面皮部紫红色，木部黄白色，导管孔明显，髓部疏松，类白色；气微，味微苦涩。

**功能与主治：**养血安神，祛风通络。用于失眠多梦，血虚身痛，风湿痹痛，皮肤瘙痒。

# 两面针

## 活血散瘀镇痛

两面针 [*Zanthoxylum nitidum* ( Roxb. ) DC.] 俗称"入地金牛、山椒"。除药用外，常用于牙膏等日化用品。来源于芸香科植物，根入药。野生、栽培均有，主要栽培地区有广东、广西、贵州、云南等。

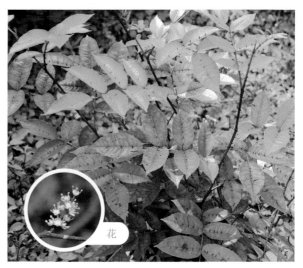

两面针植物

### 植物特征

1 幼株为直立灌木，成龄株为木质藤本。老茎有翼状木栓层，茎枝及叶轴均有钩刺，粗大茎干上部的皮刺基部呈枕状凸起，中央的针刺短且纤细。

2 叶有小叶 5~11 片；小叶对生，硬革质，顶端有凹口，边缘具浅裂齿，齿缝处有油点。

3 花序腋生；花瓣淡黄绿色。

4 果青绿色，成熟时红褐色；种子圆珠状，腹面稍平坦。

### 药材经验鉴别

1 厚片或圆柱形短段。

2 表面淡棕黄色或淡黄色，有鲜黄色皮孔样斑痕。

3 质坚硬。

4 切面较光滑，皮部淡棕色，木部淡黄色，可见同心性环纹和

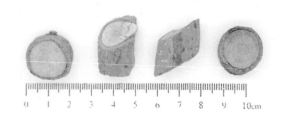

两面针药材

密集小孔。

5 气微香，味苦、辛辣麻舌。

道地药材品质

以根皮厚、气味浓者为佳。

功能与主治

活血化瘀，行气止痛，祛风通络，解毒消肿。用于跌打损伤，胃痛，牙痛，风湿痹痛，毒蛇咬伤；外治烧烫伤。

用途

**药用** 两面针为五松肿痛酊、伤筋正骨酊、田七镇痛膏、七味解毒活血膏、九龙胃药胶囊、复方风湿宁片、三九胃泰冲剂、活络止痛丸等多种中成药的主要原料。

**日化用品** 目前市场已将两面针开发成牙膏、漱口水、精油、护肤品等日化用品。

# 鸡骨草

## 清热保肝

广州相思子 [*Abrus pulchellus* subsp. *cantoniensis* ( Hance ) Verdcourt ] 俗称"鸡骨草、地香根、山弯豆"。来源于豆科植物，全株入药。主要分布于广东、广西等地。

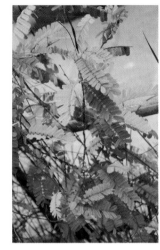
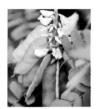
果实
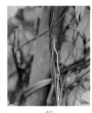
茎
鸡骨草植物

## 植物特征

1 攀援灌木。枝细直，平滑，被白色柔毛，老时脱落。

2 羽状复叶互生；小叶 6~11 对，膜质，长圆形或倒卵状长圆形，先端具细尖，上面被疏毛，下面被糙伏毛；小叶柄短。

3 总状花序腋生；花小，聚生于花序总轴的短枝上；花冠紫红色或淡紫色。

4 荚果长圆形，扁平，被稀疏白色糙伏毛。种子黑褐色。

## 药材经验鉴别

1 根多呈圆锥形，上粗下细，有分枝，长短不一；表面灰棕色，粗糙，有细纵纹，支根极细，有的断落或留有残基；质硬。

2 茎丛生，灰棕色至紫褐色，小枝纤细，疏被短柔毛。

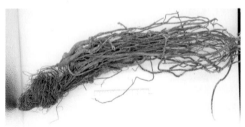
野生

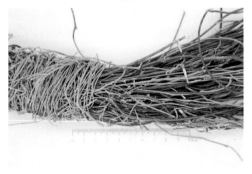
家种

鸡骨草药材

3 羽状复叶互生，小叶 6~11 对，多脱落，小叶矩圆；先端平截，有小突尖，下表面被伏毛。

4 气微香，味微苦。

以主根粗壮结节，质坚硬，茎纤细光滑，红棕色，不带荚果者为佳。

利湿退黄，清热解毒，疏肝止痛。用于湿热黄疸，胁肋不舒，胃脘胀痛，乳痈肿痛。

用途

**药用** 鸡骨草为复方鸡骨草胶囊、鸡骨草肝炎丸（冲剂）、结石通片（胶囊）、结石通茶（玉石茶）、肝友胶囊、鸡骨草胶囊、肝得乐胶囊、慢肝宁胶囊（片）等多种中成药的主要原料。

**食疗** 鸡骨草为民间习用草药，两广地区常将其作为制作凉茶的原料。此外，民间还常用作药膳煲汤。

附 **相思子** 两广地区民间常将鸡骨草同科同属植物相思子的叶做鸡骨草使用，相思子叶味道甘甜。但需注意，相思子种子上部约 2/3 为鲜红色，下部 1/3 为黑色，为有毒的"鸡母珠"，不可食用。

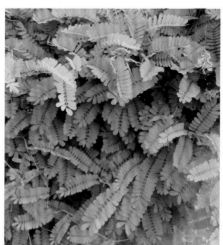

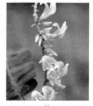

花

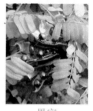

果实

相思子植物

# 鸡屎藤

## 海南乡愁的味道

　　鸡矢藤（*Paederia foetida* L.）俗称"鸡屎藤、解暑藤、臭根藤"。来源于茜草科植物，地上部分入药。野生品种，主要分布地区有广东、广西、海南、四川、云南、湖北等。

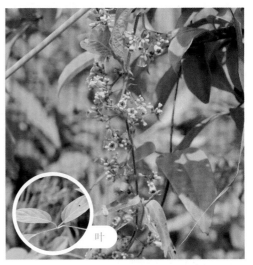

鸡屎藤植物

1. 多年生草质藤本。基部木质，多分枝。
2. 叶对生，纸质；两面无毛；叶新鲜揉之有臭气。
3. 聚伞花序排成顶生带叶的大圆锥花序；花紫色；萼狭钟状；花冠筒内面红紫色，被粉状柔毛。
4. 浆果球形，成熟时光亮，草黄色。

### 药材经验鉴别

1. 不规则的段。茎呈扁圆柱形，老茎灰白色，无毛，有纵皱纹或横裂纹，嫩茎黑褐色，被柔毛。
2. 叶对生，有柄；多卷缩或破碎，完整叶片展平后呈卵形或椭圆状披针形，先端尖，基部圆形，全缘，两面被柔毛，主脉明显。
3. 质韧。
4. 断面纤维性。
5. 气特异，有鸡屎味，味甘、涩。

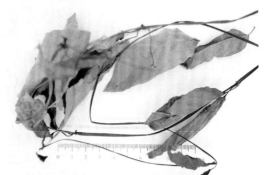

鸡屎藤药材

### 道地药材品质

以条匀、叶多、气浓者为佳。

解毒，消痈，截疟，润肠通便。用于疮痈，瘰疬，风疹瘙痒，久疟体虚，肠
燥便秘。

用途

**药用**　鸡矢藤为肠舒止泻片、利胆解毒胶囊、宜肝乐颗粒、暖胃舒乐
颗粒（胶囊）、四味脾胃舒颗粒、消乳癖胶囊、金胃泰胶囊、消眩止晕片、
达立通颗粒、和胃止痛胶囊、红金消结片等多种中成药的主要原料。

**食用**　鸡矢藤为岭南地区民间常作食材，用以制作饼、粑、凉粉以及
煲汤，是海南独具地方特色的民间小吃。

# 岗梅

## 生津利咽凉茶原料

秤星树［*Ilex asprella*（Hook. et Arn.）Champ. ex Benth.］俗称"梅叶冬青、山梅根"。岭南地区常用药，凉茶原料。来源于冬青科植物，根及茎入药。栽培品种，主要栽培地区有广东、广西、江西、福建、浙江等。

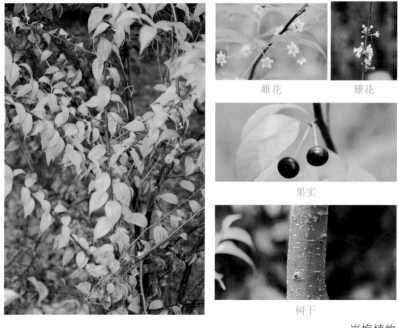

雌花　　雄花

果实

树干

岗梅植物

植物特征

1　落叶灌木；长枝栗褐色，无毛，具皮孔，短枝多皱，具叶痕。
2　叶膜质；长枝上互生，缩短枝上 1~4 枚簇生枝顶，具锯齿。
3　雄花序 2 或 3 花生于叶腋，花冠白色；雌花序单生于叶腋；花冠辐状。
4　果球形，熟时变黑色，具纵条纹及沟。

1 类圆形或不规则片、段。

2 表面浅棕褐色或灰黄色，稍粗糙，具不规则纵皱纹及龟裂痕。

3 外皮稍薄，可剥落，剥去外皮处显灰黄色，可见点状或条状凸起。

4 质坚硬，不易折断，断面可见放射状及不规则纹理。

5 气微，味微苦后甘。

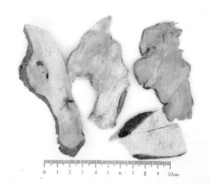

岗梅药材

道地药材品质

以根粗大、黄白色或淡黄棕色者为佳。

功能与主治

清热解毒，生津止渴，利咽消肿，散瘀止痛。用于感冒发热，肺热咳嗽，热病津伤口渴，咽喉肿痛，跌打瘀痛。

用途

**药用** 岗梅为东梅止咳颗粒、东山感冒片、复方感冒灵胶囊、感冒灵颗粒（片／冲剂）、清热去湿冲剂、银菊清解片、金菊感冒片、外感平安颗粒等多种中成药的主要原料。

**凉茶** 岗梅为广东凉茶、石歧外感茶、生茂午时茶、甘和茶等多种凉茶类中成药的原料。

# 鸡蛋花

## 五花茶原料之一

鸡 蛋 花（*Plumeria rubra* L. 'Acutifolia'）俗称"缅栀子、蛋黄花"。在广东地区常用作凉茶原料。来源于夹竹桃科植物，花入药。栽培品种，主要栽培地区有广东、广西、海南等。

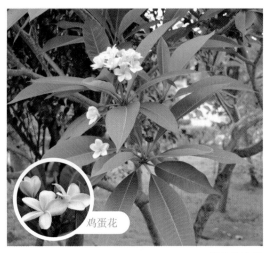

鸡蛋花植物

### 植物特征

1 落叶小乔木；枝条粗壮，带肉质，具丰富乳汁，无毛。

2 叶厚纸质，无毛；中脉在叶面凹入；叶柄长。

3 聚伞花序顶生，无毛；总花梗三歧，肉质，绿色；花梗淡红色；花冠外面白色，花冠筒及裂片外面略带淡红色斑纹，花冠内面黄色。

4 蓇葖果双生，广歧，圆筒形；种子斜长圆形，扁平，顶端具膜质的翅。

### 药材经验鉴别

1 黄褐色至棕褐色，花冠5裂，多皱缩。

2 花冠下部边缘向左旋转覆盖合生成细管状，管内密被灰白色毛茸；花冠管基部生雄蕊5枚，花丝极短；雌蕊柱头裂片状。

3 气芳香，味淡、微苦。

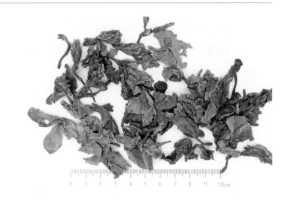

鸡蛋花药材

以花完整、色黄褐、气芳香者为佳。

清热利湿，润肺解毒。用于湿热下痢，里急后重，肺热咳嗽。

用途

**药用** 鸡蛋花为五花茶颗粒（冲剂）等中成药的主要原料。

**凉茶** 鸡蛋花茶入口清淡、甘甜，是广东地区夏季解暑的佳品。目前已开发成众多凉茶产品，王老吉、和其正、加多宝等品牌凉茶均有其身影。

**观赏** 鸡蛋花植物树冠美观，叶色深绿，花白色黄心，气味芬芳，颇受欢迎，常用作庭院、公园的观赏植物。

此外，鸡蛋花也是佛教寺院广泛栽植的"五树六花"之一，又名"塔树"。

# 豆蔻

## 调味品中化湿行气之佳品

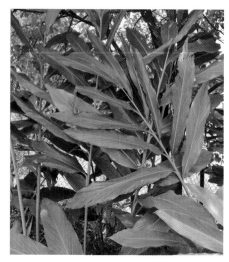

豆蔻植物

白豆蔻（*Amomum kravanh* Pierre ex Gagnep.）俗称"豆蔻、原豆蔻"。常用作食品香料。来源于姜科植物，果实入药。广东、云南及海南等省区有栽培。

### 植物特征

1 茎丛生，株高 3m，茎基叶鞘绿色。

2 叶片卵状披针形，顶端尾尖，两面光滑，近无柄；叶舌圆形；叶鞘口及叶舌密被长粗毛。

3 穗状花序自近茎基处的根茎上发出，圆柱形，密被覆瓦状排列的苞片；花萼管状，白色微透红，花冠管与花萼管近等长，裂片白色；唇瓣椭圆形。

4 蒴果近球形，白色或淡黄色，略具钝三棱，有 7~9 条浅槽及略隆起的纵线条；种子呈不规则多面体，有芳香味。

### 药材经验鉴别

1 类球形，表面黄白色至淡黄棕色，有 3 条较深的纵向槽纹，顶端有突起的柱基，基部有凹下的果柄痕，两端均具浅棕色绒毛。

2 果皮体轻，质脆，易纵向裂开，内分 3 室，每室含种子约 10 粒；种子呈不规则多面体，表面暗棕色，有皱纹，被有残留的假种皮。

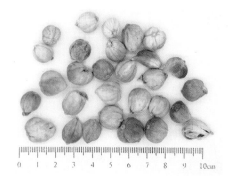

豆蔻药材

3 气芳香，味辛凉略似樟脑。

以个大饱满、果皮薄而完整、气味浓者为佳。

化湿行气，温中止呕，开胃消食。用于湿浊中阻，不思饮食，湿温初起，胸闷不饥，寒湿呕逆，胸腹胀痛，食积不消。

用途

**药用** 白豆蔻为风湿二十五味丸、暖宫七味丸、珍宝丸、益肾十七味丸、消食十味丸（胶囊）、清热二十三味散、暖宫七味散、利尿八味散、健胃十味丸、二十九味能消散、通便宁片、无极丸、珍宝解毒胶囊等多种中成药的主要原料。

**香辛料** 白豆蔻气味浓烈，略带苦味且辛辣，能去除食品异味、增加食物香气，在烹饪、汤料、烧烤和肉类腌制品等食品调味中广泛应用，是制作五香粉、咖喱粉的主要原料。

附 豆蔻壳 为白豆蔻果壳。功效与豆蔻相似，但温性较低，适用于湿阻气滞所致的胸脘症闷、食欲不振、呕吐。

印尼白蔻 个略小，表面黄白色，有的微显紫棕色，果皮较薄，种子瘦瘪，气味较弱。运用中两者应加以区别。

# 金毛狗脊

## 根茎如一只形态生动金毛狗

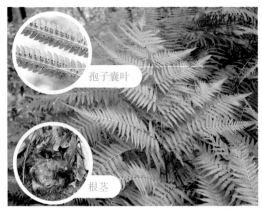

金毛狗脊植物

金 毛 狗〔*Cibotium barometz* (L.) J. Sm.〕俗称"狗脊、金毛狗、黄狗头"。来源于金毛狗科（由"蚌壳蕨科"修订而来）植物，根茎入药。野生品种，主要分布地区有广东、广西、云南、贵州、福建等地。

### 植物特征

1 根状茎卧生，粗大，被有一大丛垫状的金黄色茸毛。
2 叶三回羽状分裂，中脉两面凸出，侧脉在不育羽片分为二叉，叶柄长且粗壮，棕褐色。
3 孢子囊羣盖坚硬，棕褐色，两瓣状，成熟时张开如蚌壳，露出孢子囊。
4 孢子三角状四面形，透明。

### 药材经验鉴别

1 不规则长块状。
2 表面深棕色，残留金黄色绒毛，有数个红棕色木质叶柄。
3 质坚硬，不易折断。无臭，味淡、微涩。
4 生狗脊片呈不规则长条形；切面近边缘有棕黄色隆起的木质部环纹；

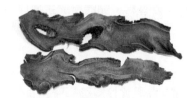

狗脊片

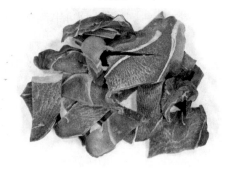

狗脊（饮片）

金毛狗脊药材

质脆，易折断，有粉性。

5 熟狗脊片呈黑棕色，质坚硬。

## 道地药材品质

原药材以肥大、质坚实无空心、外表略有金黄色茸毛者为佳。狗脊片以厚薄均匀、坚实无毛、不空心者为佳。

## 功能与主治

祛风湿，补肝肾，强腰膝。用于风湿痹痛，腰膝酸软，下肢无力。

### 用途

**药用**　金毛狗脊为风痛丸、盆炎净颗粒、壮腰健肾丸（片）、壮骨关节丸、关节风痛丸、活血应痛丸、金毛狗脊丸、舒筋健腰丸、舒筋活血片、抗骨增生丸、腰痛丸（片）、腰痹通胶囊、尪痹片（颗粒）、孕康颗粒等多种中成药的主要原料。

金毛狗脊根状茎表面的金黄色茸毛具有良好的止血效果，民间将其做止血剂使用。

附　根据《国家重点保护野生植物名录》，蚌壳蕨科（金毛狗科）金毛狗属所有野生种均为国家二级保护。

# 青天葵

## 润肺止咳心状独叶莲

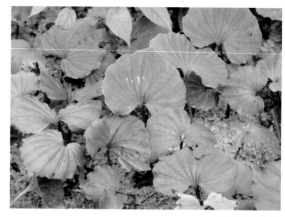

青天葵植物

毛唇芋兰［*Nervilia fordii* （Hance）Schltr.］俗称"独叶莲、独脚莲、青天葵、福氏芋兰"。来源于兰科植物，全草入药。主要分布于广东、广西等地。野生或栽培。

植物特征

1 块茎圆球形。

2 叶 1 枚，花凋后长出，淡绿色，干后带黄色，心状卵形，先端尖，基部心形，边缘波状，具约 20 条在叶两面隆起的粗脉，叶柄长。

3 花序具 3~5 花；苞片线形，反折；花梗细，多少下垂，半张开，萼片和花瓣淡绿色，具紫色脉，近等大，线状长圆形；唇瓣白色，具紫色脉，倒卵形。

## 药材经验鉴别

1 卷缩成团粒状或呈松散状。

2 球茎皱缩成不规则扁球状，表面类白色或黄白色，具须根痕。

3 叶片卷缩，完整叶片展开后阔卵形，灰绿色或微带紫色，先端短尖，基部心形，全缘或略呈波状；叶脉明显，自叶基向叶缘伸出，在叶片两面交替排列；叶柄稍

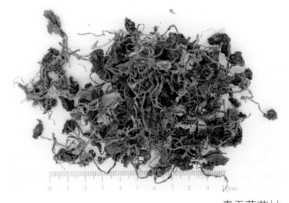

青天葵药材

扁，基部有时残留管状叶鞘；膜质柔韧。

4 气微香，味微甘。

商品药材叶中多裹有球茎，以叶嫩小、色青绿色、有草菇香味者为佳。

润肺止咳，清热凉血，散瘀解毒。用于肺痨咳嗽，痰火咳血，热病发热，血热斑疹，热毒疮疖。

**用途**

**食疗** 青天葵是两广地区民间常用的煲汤材料，常与瘦肉一同煲汤食用以治肺热咳嗽。

# 苦瓜干

## 清暑涤热
## "君子菜"

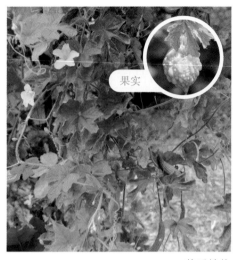

果实

苦瓜植物

苦瓜（*Momordica charantia* L.）俗称"凉瓜干"。鲜品常用作蔬菜。来源于葫芦科植物，果实入药。我国各地均有栽培。

### 植物特征

1 一年生攀援状柔弱草本；茎、枝被柔毛。卷须纤细，不分歧。

2 叶柄细，叶片轮廓卵状肾形或近圆形，膜质，5~7深裂，叶脉掌状。

3 雌雄同株。雄花单生叶腋，苞片绿色，花冠黄色。雌花单生，子房纺锤形，密生瘤状突起。

4 果实纺锤形或圆柱形，多瘤皱，成熟后橙黄色。种子多数，长圆形，具红色假种皮。

### 药材经验鉴别

1 椭圆形或矩圆形的薄片。

2 全体皱缩，弯曲，少数带有果柄。果皮浅灰绿色，粗糙，具纵皱纹或瘤状突起。有时夹有种子或种子脱落后留下的孔洞。

3 质脆，易断。

4 断面不平整。

5 气微，味苦。

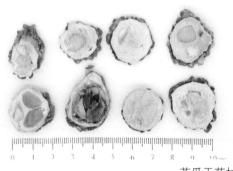

苦瓜干药材

以片大、厚薄均匀、边缘青绿色、瓜瓤白色者为佳。

功能与主治

清暑涤热，明目，解毒。用于中暑，痢疾，赤眼疼痛，痈肿丹毒，恶疮。

用途

**药用** 苦瓜干为外感平安颗粒、清热凉茶等中成药的主要原料。

**食用** 苦瓜为微苦而回甘，为常见蔬菜。广东江门蓬江的杜阮凉瓜（杜阮苦瓜）为全国农产品地理标志。

# 使君子

## 杀虫消积的五棱子，园林绿化常客

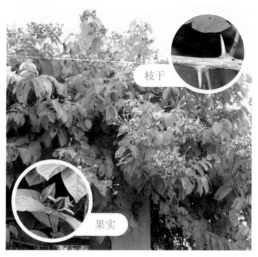
使君子植物

使君子（*Quisqualis indica* L.）俗称"留求子、五棱子"。是良好的驱蛔药，对小儿寄生蛔虫症疗效尤著。来源于使君子科植物，成熟果实入药。栽培品种，主要栽培地区有广东、广西、云南、贵州等。

### 植物特征

1 攀援状灌木；小枝被棕黄色柔毛。

2 叶对生或近对生，膜质，表面无毛，背面有时被棕色柔毛。

3 顶生穗状花序；苞片被毛；花瓣5，先端钝圆，初为白色，后转淡红色。

4 果卵形，短尖，具5条明显锐棱角，成熟时外果皮脆薄，呈青黑色或栗色；种子1颗，白色，圆柱状纺锤形。

### 药材经验鉴别

1 椭圆形或卵圆形，具5条纵棱。

2 表面黑褐色至紫黑色，平滑。顶端狭尖，基部钝圆，有明显圆形的果梗痕。

3 质坚硬，横切面五角星形，棱角处壳较厚，中间具空腔。

4 种子长椭圆形，棕褐色，具纵皱纹；种皮易剥离；子叶2，黄白色，有油性，断面有裂隙。

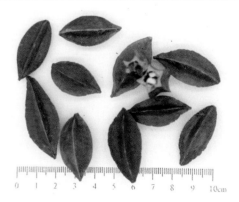
使君子药材

5 气微香，味微甜。

道地药材品质

以个大、颗粒饱满、种仁色黄、味香甜而带油性者为佳。

**功能与主治**

杀虫消积。用于蛔虫病，蛲虫病，虫积腹痛，小儿疳积。

**用途**

**药用** 使君子为使君子丸、化积颗粒（口服液）、肥儿丸（片）、疳积散、健脾消疳丸、消积化虫散、驱虫消食片、醒脾开胃颗粒、小儿化滞健脾丸、和胃疗疳颗粒、健脾康儿片等多种中成药的主要原料。

**观赏** 使君子不仅枝叶繁密，攀援成荫，而且花别致优雅，常用于庭院栽培观赏。

附 **服用禁忌** 服用使君子时忌饮浓茶。

# 狗肝菜

## 清热凉血，治感冒风火牙痛

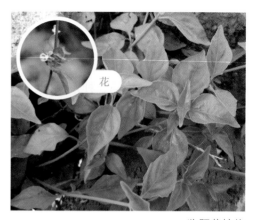

狗肝菜植物

狗肝菜〔*Dicliptera chinensis*（L.）Juss.〕俗称"猪肝菜、麦穗红、羊肝菜"。嫩茎叶可食用。来源于爵床科植物，全草入药。主要产地有广东、广西、福建等省区。

### 植物特征

1 草本；茎外倾或上升，具6条钝棱和浅沟，节常膨大膝曲状。

2 单叶对生，叶卵状椭圆形，先端短渐尖，基部宽楔形或稍下延。

3 花序腋生或顶生，由3~4个聚伞花序组成，每个聚伞花序有1至数花，下面有2枚总苞片；花萼裂片钻形，花冠淡紫红色。

4 蒴果，被柔毛，具种子4粒。

### 药材经验鉴别

1 黄绿色。须根纤细；茎多分枝，不规则折曲状，节部膨大呈膝屈状，表面具六条钝棱。

2 单叶对生，多皱缩或破碎，完整着展平后卵状椭圆形，顶端急尖至渐尖，全缘，梁面叶脉均柔毛。

3 叶柄面浅槽内被短柔毛，有的带花，由数个头状花序组成的聚伞花序生于叶腋，叶状苞片一大一

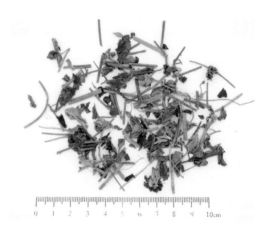

狗肝菜药材

小，倒卵状椭圆形，花二唇形。

4 蒴果卵形；种子扁圆形，褐色，表面有小疣点。

5 气微，味淡、微甘。

### 道地药材品质

以枝茎嫩、叶多、色绿者为佳。

### 功能与主治

清热解毒，凉血止血，生津，利尿。用于感冒发热，暑热烦渴，乳蛾，疔疮，便血，尿血，小便不利。

### 用途

**药用**　狗肝菜为青梅感冒颗粒、神农茶颗粒（冲剂）、清感丸等中成药的主要原料。

**食疗**　两广地区民间常将狗肝菜嫩的茎叶烹饪鸡蛋汤或者瘦肉汤做食疗，可清肝明目；当茶饮还可治风火牙痛。此外，粤东地区民间习惯将狗肝菜鲜品捣烂取汁，用冷开水冲服，治感冒高热。

# 枇杷叶

## 清肺降逆，肺热咳嗽常用药

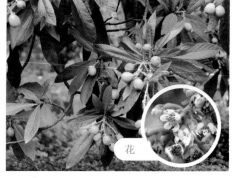

花

枇杷植物

枇杷［*Eriobotrya japonica*（Thunb.）Lindl.］俗称"卢橘"。来源于蔷薇科植物，叶入药；其果实、种子亦可入药，称为"枇杷""枇杷核"。栽培品种，主要栽培地区有广东、福建、广西、四川、贵州等。

### 植物特征

1 常绿小乔木；小枝粗壮，密生锈色绒毛。
2 叶革质，披针形或倒披针形，上部有疏锯齿，基部全缘，上面光亮，多皱，下面密生绒毛。
3 圆锥花序顶生，具多花；总花梗和花梗密生锈色绒毛；花瓣白色，有锈色绒毛。
4 果实球形或长圆形，黄色或橘黄色；种子1~5，球形或扁球形，褐色，光亮，种皮纸质。

### 药材经验鉴别

1 长圆形或倒卵形。
2 先端尖，基部楔形，边缘有疏锯齿，近基部全缘。
3 上表面光滑；下表面密被黄色绒毛，主脉于下表面显著突起。
4 革质而脆，易折断。
5 气微，味微苦。

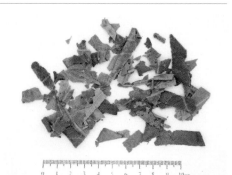

枇杷叶饮片

以完整、色灰绿者为佳。

清肺止咳，降逆止呕。用于肺热咳嗽，气逆喘急，胃热呕逆，烦热口渴。

用途

**药用**　枇杷叶为枇杷止咳胶囊（颗粒）、止咳枇杷颗粒、川贝枇杷糖浆、强力枇杷露、咳露口服液、润肺止咳胶囊、蜜炼川贝枇杷膏、三蛇胆川贝糖浆、银柴颗粒、儿童咳液等多种中成药的主要原料。

附　**其他药用部位**

枇杷　具润肺下气，止渴功效。用于肺热咳喘，吐逆，烦渴。枇杷成熟后柔软多汁，风味酸甜甘美，是营养丰富的保健水果。

枇杷核　具化痰止咳，疏肝行气，利水消肿功效。用于咳嗽痰多，疝气，水肿，瘰疬。

# 金线莲

叶脉橙红色，用于肾炎、膀胱炎的茶品

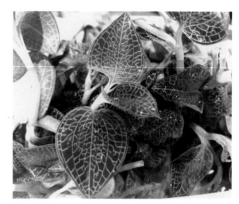

金线莲植物

金线莲［*Anoectochilus roxburghii* ( Wall. ) Lindl.］俗称"花叶开唇兰、金线兰"。来源兰科植物，全草入药。分布于我国南方各省区。野生或栽培。

## 植物特征

1 茎具 3~4 叶。

2 叶卵圆形或卵形，上面暗紫或黑紫色，具金红色脉网，下面淡紫红色，基部近平截或圆；基部鞘状抱茎。

3 花序具 2~6 花，花序梗具 2~3 鞘状苞片，苞片淡红色，花白或淡红色；萼片被柔毛，中萼片卵形，舟状，与花瓣粘贴呈兜状；花瓣近镰状，斜歪；唇瓣位于上方，呈 Y 字形，前部 2 裂。

## 药材经验鉴别

1 全草常缠结成团，深褐色。

2 茎细，具纵皱纹，断面棕褐色，叶互生，呈卵形，先端急尖，叶脉为橙红色，叶柄短，基部呈鞘状。

3 气微香，味淡微甘。

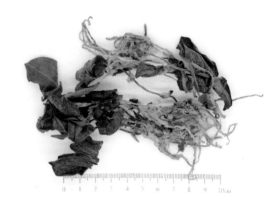

金线莲药材

## 道地药材品质

以完整、气微香者为佳。

清热凉血，驱风利湿。用于肾炎、膀胱炎、糖尿病、支气管炎、风湿性关节炎、小儿急惊风等症。

用途

**食用**　金线莲暂未运用于中成药生产，市场多将其用于泡茶、煲汤，尤以福建地区为甚。

附　**保护植物**　根据《国家重点保护野生植物名录》，兰科金线兰属（开唇兰属）所有野生种均为国家二级保护。

# 肾茶

## 花如猫须的"不老茶"

肾茶〔*Orthosiphon aristatus* (Blume) Miq.〕俗称"猫须草、猫须公"。来源于唇形科植物，全草入药。主要分布在广东、广西等地。多为栽培。

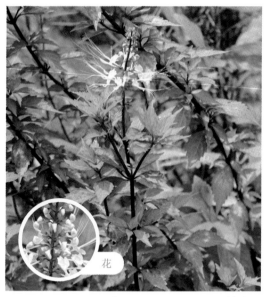

肾茶植物

### 植物特征

1 多年生草本；茎被倒向柔毛。

2 单叶对生，叶菱状卵形，先端尖，基部宽楔形，具粗牙齿，齿端具短尖头，两面被短柔毛及腺点。

3 聚伞圆锥花序；花萼被微柔毛及锈色腺点；花冠淡紫或白色，被微柔毛，上唇疏被锈色腺点，上唇反折，3裂，雄蕊4，超出花冠2~4cm。

4 坚果深褐色，卵球形，具皱纹。

### 药材经验鉴别

1 茎枝类方形，节稍膨大；老茎表面灰棕色或灰褐色，有纵皱纹或纵沟；嫩枝对生，紫褐色或紫红色，被短小柔毛。

2 叶对生，皱缩，易破碎，完整者展平后卵形或卵状披针形，顶端尖，基部楔形，边缘有锯齿，叶脉紫褐色，两面呈黄绿

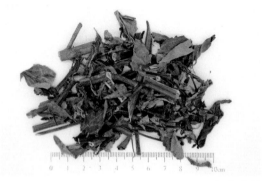

肾茶药材

色或暗绿色，均有小柔毛。

3 轮伞花序每轮有 6 花，多已脱落。

4 老茎断面木质性，黄白色，髓部白色。

5 气微，味微苦。

以茎枝幼嫩、紫红色、叶多者为佳。

## 功能与主治

清热解毒，利水通淋。用于膀胱湿热所致的尿急、尿热、尿痛。

### 用途

**药用**　猫须草为沙梅消渴胶囊、血尿安胶囊、肾安胶囊、肾茶袋泡茶等多种中成药的主要原料。

# 降香

## 上等木材黄花梨

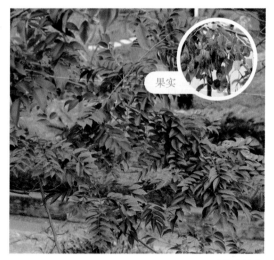

果实

降香植物

降香（*Dalbergia odorifera* T. Chen）俗称"降真香、紫藤香、花梨母"。来源于豆科植物，树干和根的干燥心材入药。栽培品种，主要栽培地区有广东、海南等。降香除药用外，还是制作家具的上等木材。

### 植物特征

1. 乔木；全株无毛，树皮褐色，粗糙，有纵裂槽纹；小枝有密集皮孔。
2. 羽状复叶，小叶近革质。
3. 圆锥花序腋生，分枝呈伞房花序状；花冠乳白色或淡黄色。
4. 荚果舌状长圆形，基部骤然收窄与纤细的果颈相接；果瓣革质，对种子的部分明显凸起，状如棋子。

### 药材经验鉴别

1. 类圆柱形或不规则块状。
2. 表面紫红色或红褐色。
3. 质硬，有油性。
4. 切面有致密的纹理。
5. 气微香，味微苦。

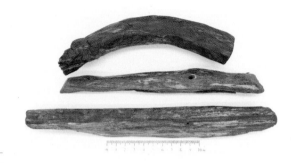

降香药材

### 道地药材品质

以色紫红、坚硬、气香、不带白色边材、入水下沉者为佳。

化瘀止血，理气止痛。用于吐血，衄血，外伤出血，肝郁胁痛，胸痹刺痛，跌扑伤痛，呕吐腹痛。

**用途**

**药用**　降香为舒心通脉胶囊、冠心丹芍片、桃红清血丸、跌打损伤丸、通脉灵片、荣心丸、冠心丹参颗粒、如意珍宝丸、十香止痛丸等多种中成药的主要原料。

**经济价值**　降香木材优质，其心材显红褐色，致密硬重，耐浸耐磨，不裂不翘，且散发芳香经久不衰，花纹自然形成各种图案，是制作家具，工艺制品、雕刻、美工装饰等的上等良材。

另外，其木材经蒸馏后可得"降香油"，可用作香料的定香剂。

# 青蒿

## 克疟神药青蒿素的原料

黄花蒿（*Artemisia annua* L.）俗称"香蒿、假香菜、香丝草、酒饼草"。来源于菊科植物，全草入药。分布于我国南方各省区。

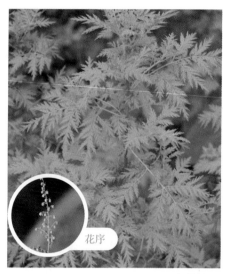

花序

青蒿植物

### 植物特征

1 一年生草本；有浓烈挥发性香气；茎单生，有纵棱。

2 叶两面具脱落性白色腺点及细小凹点，下部叶宽卵形或H角状卵形，三（四）回栉齿状羽状深裂；中部叶（三）回栉齿状羽状深裂。

3 头状花序球形，多数，在分枝上排成总状或复总状花序，在茎上组成开展的尖塔形圆锥花序；花深黄色，花冠狭管状。

4 瘦果小，椭圆状卵圆形，稍扁。

### 药材经验鉴别

1 茎圆柱形，上部多分枝；表面黄绿色或棕黄色，具纵棱线。

2 叶互生，暗绿色或棕绿色，卷缩易碎，完整者展平后为三回羽状深裂，裂片和小裂片矩圆形或长椭圆形，两面被短毛。

3 质略硬，易折断，断面中部有髓。

4 气香特异，味微苦。

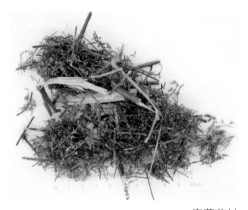

青蒿药材

以全株黄绿色、无粗茎、花穗迷、气香浓者为佳。

功能与主治

清虚热，除骨蒸，解暑热，截疟，退黄。用于温邪伤阴，夜热早凉，阴虚发热，骨蒸劳热，暑邪发热，疟疾寒热，湿热黄疸。

用途

**药用**　青蒿为青梅感冒颗粒、复方青蒿搽剂（喷雾剂）、青蒿鳖甲片、抗感冒颗粒、儿感退热宁口服液（颗粒）、九味双解口服液、重感灵胶囊、热毒宁注射液、复方银花解毒颗粒、青蒿油软胶囊等多种中成药的主要原料。

**凉茶**　青蒿为常用草药，也是甘和茶、源吉林甘和茶等凉茶中的原料。

附　**青蒿素**　为治疗疟疾的有效药物，该药物由屠呦呦从青蒿中发现，并因此获得诺贝尔生理学或医学奖。

# 鱼腥草

## 凉拌菜折耳根

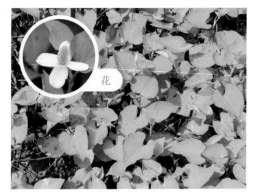

鱼腥草植物

蕺菜（*Houttuynia cordata* Thunb.）俗称"折耳根、侧耳根、狗腥草、鱼腥草"。嫩根茎常做蔬菜或凉拌菜食用。来源于三白草科植物，全草入药。分布于我国南方各省区。

### 植物特征

1 多年生草本，具根茎；茎下部伏地，上部直立，无毛或节被柔毛，有时紫红色。

2 叶薄纸质，密被腺点，宽卵形或卵状心形，先端短渐尖，基部心形，下面常带紫色。

3 穗状花序顶生或与叶对生，基部多具 4 片白色花瓣状苞片；花小。

4 蒴果近球形，顶端开裂，花柱宿存。

### 药材经验鉴别

1 茎呈扁圆柱形，扭曲，表面黄棕色，具纵棱数条；质脆，易折断。

2 叶片卷折皱缩，展平后心形，上表面暗黄绿色至暗棕色，下表面灰绿色或灰棕色。穗状花序黄棕色。

3 具鱼腥气，味涩。

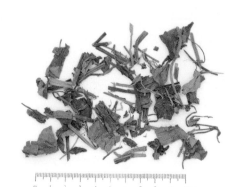

鱼腥草药材

以叶多、淡红褐色、鱼腥气浓郁者为佳。

**功能与主治**

清热解毒，消痈排脓，利尿通淋。用于肺痈吐脓，痰热喘咳，热痢，热淋，痈肿疮毒。

用途

**药用** 鱼腥草为伤风止咳糖浆、七味解毒活血膏、复方鱼腥草合剂、银芩胶囊、龙金通淋胶囊、鼻康片、鱼腥草注射液、痔疮外洗药、梅翁退热片、急支颗粒、小儿咳喘颗粒、复方鱼腥草片、妇阴康洗剂等多种中成药的主要原料。

**食用** 鱼腥草为药食同源之品，其根称为"折耳根"，凉拌折耳根味道特异，脆嫩爽口，是民间的一道家常菜。

# 金樱子

## 固精缩尿、涩肠
止泻糖刺果

金樱子（*Rosa laevigata Michx.*）俗称"糖刺果、山石榴、刺梨子"。来源于蔷薇科植物，果实入药。我国南方各省均有分布。

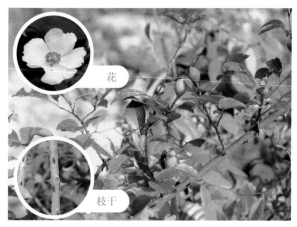

金樱子植物

### 植物特征

1 常绿攀援灌木；小枝散生扁平弯皮刺。

2 小叶革质，椭圆状卵形，有锐锯齿，托叶离生或基部与叶柄合生。

3 花单生叶腋，萼片卵状披针形，先端叶状，常有刺毛和腺毛；花瓣白色。

4 蔷薇果梨形或倒卵圆形，熟后紫褐色，密被刺毛，萼片宿存。

### 药材经验鉴别

1 为花托发育而成的假果，呈倒卵形。

2 表面红黄色或红棕色，毛刺脱落后的残基呈突起棕色小点。

3 顶端有盘状花萼残基，质硬。

4 切开后，内有多数坚硬小瘦果，内壁及瘦果均有淡黄色绒毛。

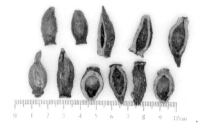

金樱子

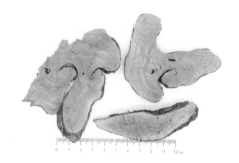

金樱根

金樱子药材

5 气微，味甘、微涩。

以个大、色红、有光泽、去净表面毛刺（金樱肉则去净瘦果）者为佳。

功能与主治

固精缩尿，固崩止带，涩肠止泻。用于遗精滑精，遗尿尿频，崩漏带下，久泻久痢。

用途

**药用** 金樱子为壮腰健肾丸、补血宁神片、小儿止泻灵颗粒、益肾养元合剂、通淋胶囊、前列消胶囊、葆宫止血颗粒、宁心补肾丸、水陆二味丸、金樱子膏、治带片、补肾强身胶囊、肾炎平颗粒、固精补肾丸等多种中成药的主要原料。

**食用** 金樱子为民间普遍采食的野果，称为"糖罐子"。常将其用于熬糖、酿酒或泡酒；广东梅州地区民间习惯以金樱子肉熬制"金樱膏"食用。

（附） **相似品种** 广东梅州、潮汕等地区药用金樱子有大、小两种。大金樱子即正文所述的品种。小金樱子为同属植物小果蔷薇（*Rosa cymosa* Trett.）的干燥果实，该品呈球形，比金樱子体小 1/2~3/4，与金樱子有明显区别。

# 栀子

## 天然食用色素原料

栀子（*Gardenia jasminoides* Ellis）俗称"黄栀子、山栀子、山枝子"。来源于茜草科植物，果实入药。福建、江西以栽培为主，广东、广西以野生为主。

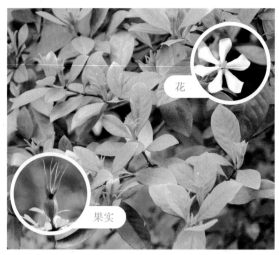

栀子植物

## 植物特征

1 灌木，嫩枝常被短毛，枝圆柱形，灰色。

2 单叶对生，革质，少为3枚轮生，长圆状披针形，顶端渐尖，基部楔形；托叶膜质。

3 花芳香，单朵生于枝顶，花萼顶部6裂，结果时宿存；花冠白色或乳黄色，高脚碟状，6裂。

4 果卵形、椭圆形或长圆形，黄色或橙红色，有翅状纵棱5~9条，顶部的宿存萼片；种子多数，扁。

## 药材经验鉴别

1 长卵圆形或椭圆形。

2 表面红黄色或棕红色，具6条翅状纵棱，棱间常有1条明显的纵脉纹。顶端残存萼片，基部有残留果梗。

3 果皮薄而脆；内表面色浅，有光泽，具2~3条隆起的假隔膜。种子多数，扁卵圆形，集结成团，深红色或红黄色，表面密具细小疣状突起。

4 气微，味微酸而苦。

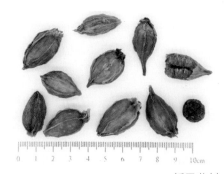

栀子药材

以个大、完整、饱满、色红者为佳。

泻火除烦，清热利湿，凉血解毒；外用消肿止痛。用于热病心烦，湿热黄疸，淋证涩痛，血热吐衄，目赤肿痛，火毒疮疡；外治扭挫伤痛。

### 用途

**药用**　栀子为心神宁片、血脉通胶囊、二母宁嗽片、镇痛活络酊、痛舒胶囊、筋骨跌打丸、小儿清毒糖浆、舒肝散、上清片、醒脑安神片、冰栀伤痛气雾剂、烧伤止痛药膏、龙荟丸、小儿退热口服液等多种中成药的主要原料。

**日化用品**　栀子为药食同源之品，成熟果实可提取栀子黄色素，其着色力强，颜色鲜艳，具有耐光、耐热、耐酸碱性、无异味等特点，在民间作染料应用，在化妆等工业中用作天然着色剂原料；此外，还是优良的天然食品色素，广泛应用于糕点、糖果、饮料等食品的着色。

栀子花还可提制芳香浸膏，用于花香型化妆品、香皂、香精的调合剂。

**附**　**水栀子**　药材市场中经常可见同科同属植物"水栀子"充当栀子售卖，其为栀子伪品，果形与栀子相似，但较长、大。

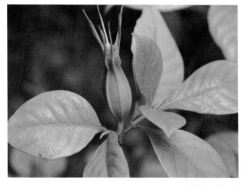

水栀子植物

# 砂仁

## 化湿养胃珍品

春砂仁（*Amomum villosum* Lour.）俗称"阳春砂仁、长泰砂仁"。为广东省"粤八味"之一。来源于姜科植物，果实入药。广东、云南、广西、海南多省区有产，尤以阳春县产品质优最为著名。

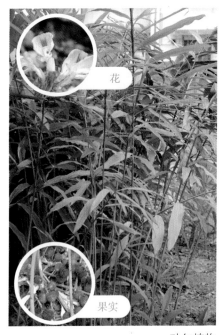

砂仁植物

## 植物特征

1 植株高可达 3m；根茎匍匐地面。
2 叶长披针形，先端尾尖，基部近圆，两面无毛；叶舌半圆形，叶鞘具方格状网纹。
3 穗状花序，苞片披针形，小苞片管状，花萼管白色，花冠管白色，唇瓣圆匙形，具黄色小尖头，中脉黄色而带紫红，基部具 2 个紫色痂状斑，具瓣柄。
4 蒴果椭圆形，成熟时紫红色，被柔刺；种子多角形，有浓香。

## 药材经验鉴别

1 椭圆形或卵圆形，有不明显的三棱。
2 表面棕褐色，密生刺状突起，顶端有花被残基，基部常有果梗；果皮薄而软。
3 种子集结成团，具三钝棱，中有白色隔膜，将种子团分成 3 瓣，种子为不规则多面体，表面棕红色或暗褐色，外被淡棕色膜质假种皮。
4 质硬，胚乳灰白色。
5 气芳香而浓烈，味辛凉、微苦。

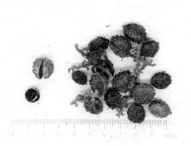

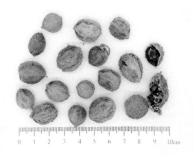

砂仁（广东阳春）　　　　　　　　　　　　砂仁（云南）

砂仁药材

道地药材品质

以果大而均匀、种子团饱满、气芳香、味辛者为佳。

**功能与主治**

化湿开胃，温脾止泻，理气安胎。用于湿浊中阻，脘痞不饥，脾胃虚寒，呕吐泄泻，妊娠恶阻，胎动不安。

用途

**药用**　砂仁为香砂六君子丸、香砂和中丸、香砂胃痛散、香砂养胃片、香砂平胃散、和胃止痛胶囊、小儿和胃消食片、小儿渗湿止泻散、调肝和胃丸、消食养胃片、香附调经止痛丸、千金止带丸、调胃丹等多种中成药的主要原料。

**食用**　砂仁为药食同源之品，不仅是化湿开胃的食疗养生佳品，民间还常用作泡酒的原料。

附　**其他品种**　另有绿壳砂、海南砂亦为药材"砂仁"的来源，虽然三者功效相同，但质量以春砂仁为优。绿壳砂与海南砂市面流通亦较少见。

# 穿心莲

## 味道堪比"黄连"的清热解毒药

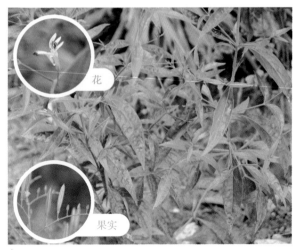

花

果实

穿心莲植物

穿心莲［*Andrographis paniculata*（Burm. F.）Nees］俗称"一见喜、印度草、榄核莲"。来源于爵床科植物，全草入药。栽培品种，主要栽培地区有广东、广西等省区。

### 植物特征

1 一年生草本；茎4棱，下部多分枝，节膨大。

2 单叶对生，叶卵状长圆形或长圆状披针形，先端稍钝。

3 总状花序顶生和腋生，集成大型圆锥花序；花萼裂片三角状披针形，花冠白色，下唇带紫色斑纹，二唇形，上唇微2裂，下唇3深裂。

4 蒴果扁，中有一沟，疏生腺毛。

### 药材经验鉴别

1 茎呈方柱形，多分枝，节稍膨大；质脆，易折断。

2 单叶对生，叶柄短或近无柄；叶片皱缩、易碎，完整者展平后披针形或卵状披针形，先端渐尖，基部楔形下延，全缘或波状；上表面绿色，下表面灰绿色，两面光滑。

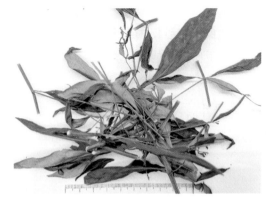

穿心莲药材

3 气微，味极苦。

以叶多、颜色深绿、不带花枝或果枝者为佳。

清热解毒，凉血，消肿。用于感冒发热，咽喉肿痛，口舌生疮，顿咳劳嗽，泄泻痢疾，热淋涩痛，痈肿疮疡，蛇虫咬伤。

用途

**药用**　穿心莲为喜炎平注射液、穿王消炎片、穿心莲内酯胶囊、清感穿心莲胶囊、胆炎康胶囊、止痢宁片、穿心莲丸（片）、莲胆消炎片、复方穿心莲片、莲必治注射液、感冒清片、消炎利胆颗粒、妇科千金片等多种中成药的主要原料。

**药物提取**　穿心莲茎叶味道极苦，用于提取天然抗生素药物——穿心莲内酯。

# 炮天雄

## 益火助阳 "火炮天雄"

　　乌头（*Aconitum carmichaelii* Debx.），俗称 "天雄、炮天雄、中药伟哥"。为毛茛科植物乌头子根（附子或盐附子）的特殊炮制加工品。乌头非岭南中药材，因 "炮天雄" 工艺特别，在岭南地区具有传统使用而收录。

### 炮制工艺

　　选取个大、均匀的盐附子，洗净，浸漂至盐分漂尽取出，去皮，再加入姜水中闷润，蒸至透心（口尝微有麻舌感），干燥（晒或焙至七成干），最后砂炒至焦黄色，膨起，取出，筛去砂粒，即得。

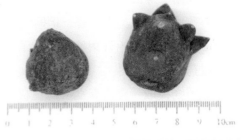

附子（炮天雄原料药）

### 药材经验鉴别

1. 圆锥形。
2. 表面焦黄色或棕黄色，微有光泽；顶端凹陷，周围有瘤状突起。
3. 断面棕黄色或土黄色，蓬松，呈蜂窝状；体轻，质松脆。
4. 味微苦，无麻舌感，微有焦香气。

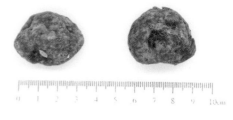

炮天雄药材

### 道地药材品质

　　以个大完整、质松脆、口尝无麻舌感者为佳。

### 功能与主治

　　补火助阳，散寒止痛。用于心阳不足，胸痹心痛，虚寒吐泻，脘腹冷痛，肾阳虚衰，阳痿宫冷，阴寒水肿，阳虚外感，寒湿痹痛。

用途

**食疗**　炮天雄亦有作为滋补食疗应用的历史。因其通过炮制后毒性大大降低，在应用上更为安全。在使用时可佐羊肉等温补肉食入药膳服用等。

附　炮天雄在广东、港澳地区，以及东南亚国家仍有广泛使用，其主要用于肾亏阳虚的病症。在香港，因天雄的炮制使用火炮法，其补阳、补虚的功效较强，故当地人将炮天雄称作"火炮天雄"或者"顶炮天雄"。

# 草豆蔻

## 燥湿行气，除膻的食品香料

草豆蔻（*Alpinia hainanensis* K. Schumann）俗称"草蔻、草蔻仁"。常用食品香料。来源于姜科植物，种子团入药。分布于广东、广西等省区。

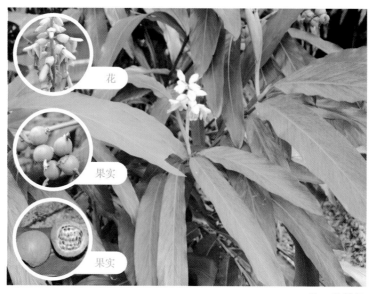

草豆蔻植物

植物特征

1 株高可达 3m。

2 叶片线状披针形，顶端渐尖，基部渐狭，两边不对称，边缘被毛，通常两面均无毛；叶舌被粗毛。

3 总状花序顶生，直立，花萼钟状，外被毛；花冠裂片具缘毛；唇瓣三角状卵形，具自中央向边缘放射的彩色条纹。

4 果球形，熟时金黄色。

1 种子团类球形。

2 表面灰褐色，中间有黄白色隔膜，将种子团分成 3 瓣，每瓣有种子多数，粘连紧密。

3 种子为卵圆状多面体，外被淡棕色膜质假种皮，种脊为一条纵沟，一端有种脐；质硬，将种子沿种脊纵剖两瓣，纵断面观呈斜心形。

4 气香，味辛、微苦。

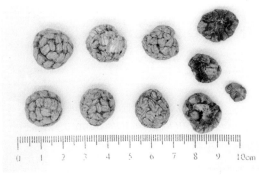

草豆蔻药材

道地药材品质

以个大饱满、完整结实、气香味浓者为佳。

功能与主治

燥湿行气，温中止呕。用于寒湿内阻，脘腹胀满冷痛，嗳气呕逆，不思饮食。

用途

**药用** 草豆蔻为调肝和胃丸、白蔻调中丸、健胃止痛片、健胃片、回天再造丸、紫蔻丸、健脾消食丸、胃得安片（胶囊）、八宝瑞生丸、济坤丸、消食健脾丸、胃宁胶囊、清热化滞颗粒等多种中成药的主要原料。

**香辛料** 草豆蔻可除去膻味、异味，增加食物香味，民间常用于卤水、卤料的制作。

# 荔枝核

## 岭南名果之核，行气散结之品

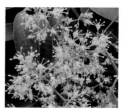

花

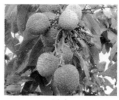

果实

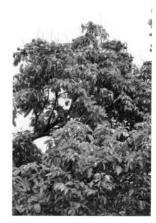

荔枝植物

荔枝（*Litchi chinensis* Sonn.）俗称"荔仁，大荔核"。荔枝为岭南著名水果，有桂味、糯米糍等品种。来源于无患子科植物，成熟种子入药。栽培于广东、广西、福建等省区。

### 植物特征

1 常绿乔木，树皮灰黑色；小枝圆柱状，褐红色，密生白色皮孔。
2 羽状复叶，小叶2或3对，薄革质或革质，披针形或卵状披针形，顶端骤尖或尾状短渐尖，全缘，腹面深绿色，有光泽，背面粉绿色。
3 花序顶生，阔大，多分枝。
4 果卵圆形至近球形，成熟时常暗红色至鲜红色；种子被肉质假种皮包裹。

### 药材经验鉴别

1 长圆形或卵圆形，略扁。
2 表面棕红色或紫棕色，平滑，有光泽，一端有类圆形黄棕色种脐；质硬。子叶2，棕黄色。
3 气微，味微甘、苦、涩。

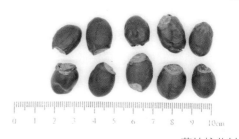

荔枝核药材

### 道地药材品质

以粒大、饱满、体重、色棕红显光亮者为佳。

行气散结，祛寒止痛。用于寒疝腹痛，睾丸肿痛。

用途

**药用** 荔枝核为降糖通脉胶囊（片）、小儿暖脐膏、降糖舒胶囊（丸）、十香丸、生力胶囊、前列安栓、茴香橘核丸、补脾益肠丸、生力片、夏荔芪胶囊、津力达颗粒等多种中成药的主要原料。

**食用** 荔枝果肉半透明凝脂状、清甜爽脆，与香蕉、菠萝、龙眼并称为"南国四大果品"。具有"桂味""糯米糍""妃子笑""挂绿""黑叶""白蜡"等众多品系，其口味各异。

附 **其他药用部位**

荔枝干 荔枝干燥成熟果实。味甘，性温，归脾、肝、胃经，功能暖脾胃，理气痛，止呃逆。

荔枝壳 荔枝外果皮。水煎液，可治食用荔枝上火，或烧成炭研末空腹酒服，治血崩。

# 显齿蛇葡萄

## 茶药两用新食品

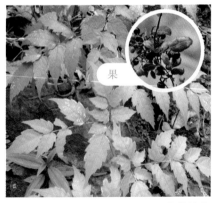

果

显齿蛇葡萄植物

大齿牛果藤〔*Nekemias grossedentata* (Hand.-Mazz.) W. T. Wang〕，由原称"显齿蛇葡萄"修订而来。俗称"藤茶、毛岩霉茶、甘藤茶、端午茶、白茶"。来源于葡萄科植物，嫩枝叶入药。分布于我国南方各省区。

### 植物特征

1 木质藤本；小枝圆柱形，有显著纵棱纹，无毛。

2 卷须2叉分枝；相隔2节间断与叶对生；一至二回羽状复叶，小叶宽卵形或长椭圆形，有粗锯齿。

3 伞房状多歧聚伞花序，与叶对生；花萼碟形，边缘波状浅裂；花瓣卵状椭圆形；花盘发达，波状浅裂。

4 果近球形；种子倒卵圆形，顶端圆形，基部有短喙。

### 药材经验鉴别

1 茎略呈圆柱形，表面黄绿色至黄棕色，具纵棱；质脆，易折断，断面略显纤维性。

2 叶多皱缩卷曲，表面暗灰绿色，被有淡黄白色颗粒状物；完整叶片展开后长椭圆形、狭菱形、菱状卵形或披针形，边缘有锯齿，基部楔形。

4 气清香，味微甘、苦。

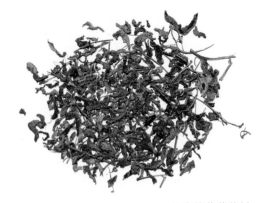

显齿蛇葡萄药材

以嫩茎叶多、气清香者为佳。

清热解毒，利湿消肿。用于感冒发热，咽喉肿痛，湿热黄疸，目赤肿痛，痈肿疮疖。

用途

**食用** 2013 年国家卫生和计划生育委员会批准显齿蛇葡萄为新食品原料（新资源食品），市场多将其开发成茶叶，此茶饮后先苦后甘，回味甘凉。又因其揉制烘干后呈白色，两广地区将其称为"藤茶"或"白茶"，福建地区称为"客家白茶"。

# 绞股蓝

## 补虚益气"第二人参"

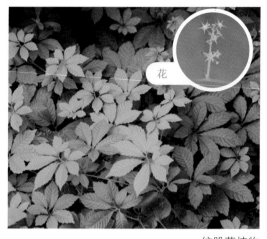

花

绞股蓝植物

绞股蓝［*Gynostemma pentaphyllum*（Thunb.）Makino］俗称"五叶参、毛绞股蓝"。来源于葫芦科植物，全草入药。野生或栽培，主要分布在广东、广西等省区。

## 植物特征

1 草质攀援藤本；茎具纵棱及槽，无毛或疏被柔毛。

2 鸟足状复叶，具 3~9 小叶；小叶膜质或纸质，卵状长圆形或披针形，具波状齿或圆齿状牙齿，两面疏被硬毛；卷须 2 歧。

3 雌雄异株，圆锥花序，花萼 5 裂，裂片三角形，花冠淡绿或白色，5 深裂。

4 果实肉质不裂，球形，成熟后黑色，光滑无毛，内含倒垂种子 2 粒。

## 药材经验鉴别

1 常缠绕成团，茎纤细，淡棕色，具纵棱数条，有时带有卷须。

2 叶多皱缩，灰绿色，展开后，鸟足状复叶，具 3~9 小叶，膜质，叶脉被疏柔毛，侧生小叶卵状长圆形或长圆状披针形，叶缘具粗锯齿。

3 有时可见果实，圆球形，近顶

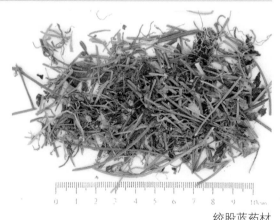

绞股蓝药材

端具一横环纹。

4 气清香，味甘而微苦。

以根茎粗、叶多、色深绿为佳。

补虚，清热，解毒。用于体虚乏力，虚劳失精，白细胞减少症，高脂血症，病毒性肝炎，慢性胃肠炎，慢性气管炎。

用途

**药用** 绞股蓝为养正消积胶囊、绞股蓝总苷滴丸（胶囊/颗粒/片）、甘海胃康胶囊、扶正化瘀片（胶囊）、玉苓消渴茶、平溃散、通脉降糖胶囊、祛浊降脂茶、血脂平胶囊、咳康含片、清肺散结丸等多种中成药的主要原料。

**食用** 绞股蓝为可用于保健食品的中药，市场已将其开发成茶叶，以及辅助降血脂、增强免疫功能等的保健食品。

# 南板蓝根

## 青出于蓝
## 而胜于蓝

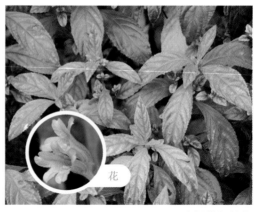

南板蓝根植物

马　蓝［*Strobilanthes cusia*（Nees）Kuntze］俗称"南板蓝根、蓝靛根、板蓝"。来源于爵床科植物，根和根茎入药；其茎叶经加工可制成"青黛"入药，还可作为染料。野生、栽培均有，主要栽培地区有广东、广西、云南等省区。

### 植物特征

1 多年生草本；根茎粗壮，断面呈蓝色。茎略带方形，节膨大；干时茎叶呈蓝色或黑绿色。

2 叶对生；边缘有浅锯齿或波状齿，上面有钟乳线条。

3 花无梗，成疏生的穗状花序，顶生或腋生；花冠漏斗状，淡紫色。

4 蒴果匙形；种子4颗。

### 药材经验鉴别

1 根茎类圆形，多弯曲，有分枝；根粗细不一，弯曲有分枝，细根细长而柔韧；根茎表面灰棕色，具细纵纹；节膨大，节上长有细根或茎残基。

2 外皮易剥落，呈蓝灰色。

3 质硬而脆，易折断，断面不平坦，皮部蓝灰色，木部灰蓝色至淡黄褐色，中央有髓。

4 气微，味淡。

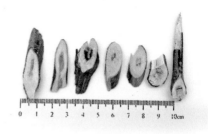

南板蓝根药材

以条长、粗细均匀者为佳。

清热解毒，凉血消斑。用于温疫时毒，发热咽痛，温毒发斑，丹毒。

用途

**药用**　南板蓝根为表热清颗粒、复方感冒灵胶囊（片／颗粒）、热毒清片、喉痛灵片、金梅感冒片、复方南板蓝根片（冲剂）、感冒清胶囊、小儿宝泰康颗粒等多种中成药的主要原料。

**染料**　马蓝在古时作为蓝靛染料的原料广泛使用。即使在工业印染发达的今天，许多少数民族居民依旧选择使用马蓝作为染料，自己手工染布制作衣物。

附　**青黛**　马蓝的茎叶经清水浸泡后，加石灰搅拌加工可制成青黛。

**鉴别：**为深蓝色粉末，体轻，易飞扬；或呈不规则多孔性的团块、颗粒，用手搓捻即成细末。微有草腥气，味淡。

**功能与主治：**清热解毒，凉血消斑，泻火定惊。用于温毒发斑，血热吐衄，胸痛咳血，口疮，痄腮，喉痹，小儿惊痫。

**药用：**青黛为雪胆解毒丸、解毒维康片、清润丸、牛黄清脑开窍丸、升血小板胶囊、胆黄片、千金止带丸、双料喉风散、口腔溃疡散、龙荟丸、青黛散、小儿清咽冲剂等多种中成药的主要原料。

# 独脚金

## 小儿疳积常用

独脚金［*Striga asiatica*（L.）O. Kuntze］俗称"矮脚子、疳积草、宽叶独脚金"。来源于玄参科植物，全草入药。主要分布于广东、广西、云南等地。

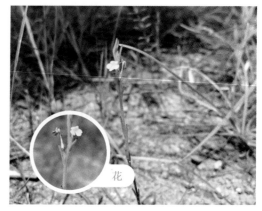

独脚金植物

### 植物特征

1　一年生半寄生草本；直立，全株被刚毛；茎单生，少分枝。

2　基部叶为窄披针形，其余的为线形，有时鳞片状。

3　花单朵腋生或在茎顶端形成穗状花序，花萼有 10 棱，5 裂几达中部，裂片钻形；花冠常黄色，花冠筒顶端急剧弯曲，上唇短 2 裂。

4　蒴果卵状，包于宿存的萼内。

### 药材经验鉴别

1　表面黄褐色、绿褐色或灰黑色。

2　茎细，单一或略有分枝，粗糙，被灰白色糙毛。

3　叶小，线形或披针形，多数脱落。

4　中部以上为稀疏的穗状花序，偶见数个未脱落的棕黄色或黄白色花冠，萼管状，蒴果黑褐色，内藏于萼筒

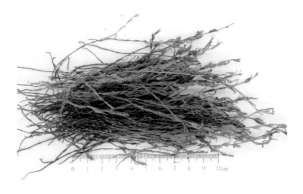

独脚金药材

中，种子细小，黄棕色。

5 质脆，易碎断。

6 气无，味微甘。

以植株完整、柔嫩、带绿色、无泥沙杂质者为佳。

健脾，平肝消积，清热利尿。用于小儿伤食，疳积，小便不利。

用途

**药用** 独脚金为小儿疳积糖等中成药的主要原料。

**食疗** 独脚金为广东常用草药，常与瘦肉、排骨等食材一同煲汤，作为儿童消食、清热的药膳之品。

# 钩藤

## 平肝息风，降压稳压常用

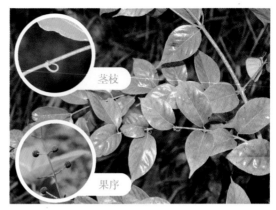

钩藤植物

钩藤［*Uncaria rhynchophylla* (Miq.) Miq. ex Havil.］俗称"双钩藤、倒挂刺、鹰爪风"。来源于茜草科植物，带钩茎枝入药。野生、栽培均有，野生分布于湖南、广西、广东、湖北、贵州、云南等省区，主要栽培地区有湖南、贵州等省区。

### 植物特征

1 藤本；嫩枝方柱形或略有 4 棱角，无毛。
2 叶纸质，无毛，干时褐色，下面有时有白粉；托叶深 2 裂达全长 2/3。
3 头状花序，单生叶腋，总花梗具一节，腋生；小苞片线形或线状匙形。
4 果序球形；小蒴果被短柔毛，宿存萼裂片近三角形，星状辐射。

### 药材经验鉴别

1 茎枝呈圆柱形或类方柱形。
2 表面红棕色至紫红色，多数枝节上对生两个向下弯曲的钩（不育花序梗），或仅一侧有钩；钩略扁或稍圆，先端细尖，基部较阔。
3 质坚韧。
4 断面黄棕色，皮部纤维性，髓部黄白色或中空。
5 气微，味淡。

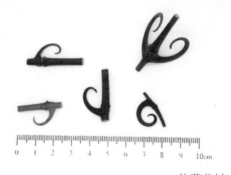

钩藤药材

以双钩形如锚状、茎细、钩结实、光滑、色红褐或紫褐者为佳。

息风定惊，清热平肝。用于肝风内动，惊痫抽搐，高热惊厥，感冒挟惊，小儿惊啼，妊娠子痫，头痛眩晕。

用途

**药用**　钩藤为天麻钩藤颗粒、保济丸、小儿金丹片、小儿至宝丸、牛黄镇惊丸、妙灵丸、颈康片、平肝舒络丸、小儿柴芩清解颗粒、降压颗粒、强筋健骨片、风痛丸、罗布麻降压片、镇惊散、血压平片等多种中成药的主要原料。

(附)　**其他来源**　钩藤药材除来源于植物钩藤外，还可来源于大叶钩藤、无柄果钩藤、毛钩藤、华钩藤的带钩茎枝。

# 桑叶

## 夏桑菊原料之一

桑（*Morus alba* L.）俗称"蚕叶、铁扇子"。来源于桑科植物，叶入药；其根皮、嫩枝、果穗均可入药，分别称为"桑白皮""桑枝""桑椹"。桑叶、桑椹均为药食同源之品。栽培品种，主要栽培地区有四川、贵州、广东、广西等省区。

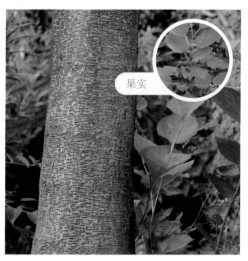

果实

桑植物

### 植物特征

1 乔木或灌木；树皮厚，具不规则浅纵裂；冬芽红褐色，芽鳞覆瓦状排列。

2 叶卵形或广卵形，边缘锯齿粗钝，有时叶为各种分裂，表面鲜绿色，无毛；叶柄具柔毛。

3 花单性，腋生或生于芽鳞腋内，与叶同时生出；花序下垂，被毛。

4 聚花果卵状椭圆形，成熟时红色或暗紫色。

### 药材经验鉴别

1 多皱缩、破碎。完整者有柄，展平后卵形或宽卵形。

2 边缘有锯齿或钝锯齿，有的不规则分裂。上表面有小疣状突起；下表面叶脉突出，小脉网状，脉上被疏毛，脉基具簇毛。

3 质脆。

4 气微，味淡、微苦涩。

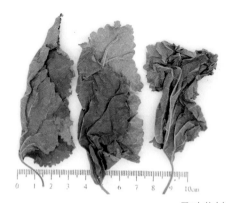

桑叶药材

以叶大、色黄绿者为佳。

疏散风热，清肺润燥，清肝明目。用于风热感冒，肺热燥咳，头晕头痛，目赤昏花。

## 用途

**药用**　桑叶为止咳胶囊、伤风止咳糖浆、桑麻口服液、润燥止痒胶囊、风热感冒冲剂、扶正养阴丸、桑菊感冒冲剂、桑菊银翘散、小儿咳嗽宁糖浆、夏桑菊颗粒、加味感冒丸、源吉林甘和茶等多种中成药的主要原料。

## 附 其他药用部位

桑白皮　具泻肺平喘，利水消肿功效。用于肺热喘咳，水肿胀满尿少，面目肌肤浮肿。

桑枝　具祛风湿，利关节功效。用于风湿痹病，肩臂、关节酸痛麻木。

桑椹　具滋阴补血，生津润燥功效。用于肝肾阴虚，眩晕耳鸣，心悸失眠，须发早白，津伤口渴，内热消渴，肠燥便秘。成熟果实味甜汁多，是人们常食的水果之一。民间常用来泡酒。

# 铁皮石斛

## "滋阴圣品"

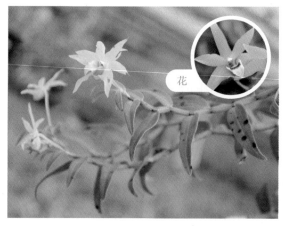

铁皮石斛植物

铁皮石斛（*Dendrobium officinale* Kimura et Migo）俗称"铁皮枫斗、黑节草"。药食同源之品。来源兰科植物，全草入药。主要分布在我国南方各省区。野生或栽培。

### 植物特征

1. 茎直立，圆柱形，不分枝，具多节，常在中部以上互生 3~5 枚叶。
2. 叶二列，长圆状披针形，基部下延为抱茎的鞘；叶鞘常具紫斑，老时与节留下 1 个环状铁青的间隙。
3. 总状花序常从落了叶的老茎上部发出，具 2~3 朵花；花苞片浅白色，卵形；萼片和花瓣黄绿色，近相似，长圆状披针形，先端锐尖，具 5 条脉。

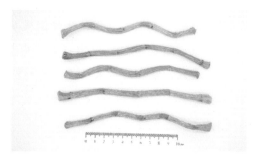

### 药材经验鉴别

1. 干品呈圆柱形的段，长短不等；枫斗呈螺旋形或弹簧状，通常为 2~6 个旋纹。
2. 表面黄绿色或略带金黄色，有细纵皱纹，节明显，节上可见残留的灰白色叶鞘；一端可见茎基部留下的

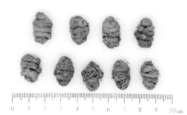

铁皮石斛药材

短须根。

3 质坚实，易折断；断面平坦，灰白色至灰绿色，略角质状。

4 气微，味淡，嚼之有黏性。

道地药材品质

以色金黄、有光泽、质柔嫩、无须根及叶鞘，嚼之有浓厚黏性，味淡者品质为好。

功能与主治

益胃生津，滋阴清热。用于热病津伤，口干烦渴，胃阴不足，食少干呕，病后虚热不退，阴虚火旺，骨蒸劳热，目暗不明，筋骨痿软。

用途

**保健食品** 铁皮石斛暂未用于中成药，但市场已将铁皮石斛开发成增强免疫、缓解体力疲劳等保健类型的众多保健食品，如西洋参铁皮石斛片、铁皮石斛黄芪枸杞软胶囊、铁皮石斛西洋参茶等。

2019年国家市场监督管理总局对铁皮石斛按照传统既是食品又是中药材的物质开展管理试点工作。

（附）
**保护植物** 根据《国家重点保护野生植物名录》，兰科石斛属所有野生种（被列入一级保护的除曲茎石斛和霍山石斛除外）均为国家二级保护。

**其他品种** 另有金钗石斛（*Dendrobium nobile* Lindl.）、鼓槌石斛（*Dendrobium chrysotoxum* Lindl.）或流苏石斛（*Dendrobium fimbriatum* Hook.）的栽培品种及其同属植物近似种的新鲜或干燥茎作石斛入药，功效相同。

# 益母草

## 活血调经"妇女之友"

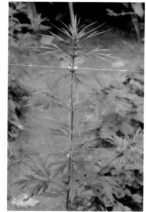

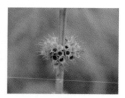

花

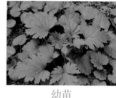

幼苗

益母草植物

益母草（*Leonurus japonicus* Houttuyn）俗称"益母蒿、坤草、益母艾、红花艾、艾草"。来源于唇形科植物，全草入药。主要分布于广东等各省区。野生或栽培。

### 植物特征

1 一年生或二年生草本，茎直立，钝四棱形，微具槽，有倒向糙伏毛。

2 叶变化很大，下部叶卵形，基部宽楔形，掌状3裂；中部叶菱形，较小，通常分裂成3个或偶有多个长圆状线形的裂片，基部狭楔形。

3 轮伞花序腋生，具8~15花，轮廓为圆球形；小苞片刺状，向上伸出。花萼管状钟形，花冠粉红至淡紫红色，二唇形。

4 小坚果长圆状三棱形，顶端截平而略宽大，基部楔形。

### 药材经验鉴别

1 茎表面灰绿色或黄绿色；叶片灰绿色，多皱缩、破碎，易脱落。

2 轮伞花序腋生，小花淡紫色，花萼筒状，花冠二唇形。

3 体轻，质韧，断面中部有髓。

4 气微，味微苦。

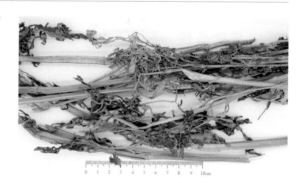

益母草药材

以茎幼嫩、叶多、色青绿、未开花者为佳。

活血调经，利尿消肿，清热解毒。用于月经不调，痛经经闭，恶露不尽，水肿尿少，疮疡肿毒。

用途

**药用** 益母草为益母草片、八珍益母片、复方肾炎片、产妇安合剂（丸）、妇科再造丸、女金丹丸、温经活血片、慈航片（丸）、加味益母草膏、妇宁丸、人参益母丸、盆炎净颗粒、妇科宁坤丸、四物益母丸等多种中成药的主要原料。

**食疗** 益母草为南方地区常用草药，民间常将童子益母草（益母草幼苗）作为菜肴食用。

# 高良姜

## 温养脾胃，咖喱粉的主要原料

高良姜（*Alpinia officinarum* Hance）俗称"南姜、风姜、小良姜"。"十大广药"之一，药食同源之品，广泛用作香辛调料。来源于姜科植物，根茎入药。栽培品种，主要栽培地区有广东、海南等省区。

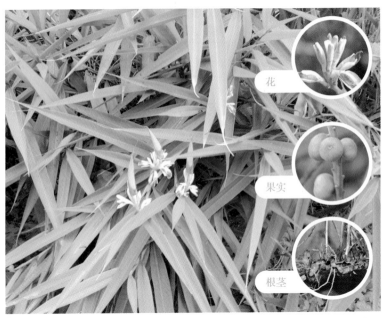

花

果实

根茎

高良姜植物

植物特征

1 根茎延长，圆柱形。

2 叶片线形，两面均无毛，无柄；叶舌薄膜质，披针形。

3 总状花序顶生，花序轴被绒毛；花瓣白色而有红色条纹。

4 果球形，熟时红色。

1 圆柱形，多弯曲，有分枝。
2 表面棕红色至暗褐色，有纵皱纹和灰棕色波状环节，一面有圆形根痕。
3 质坚韧，不易折断。
4 断面灰棕色或红棕色，纤维性，中柱约占 1/3。
5 气香，味辛辣。

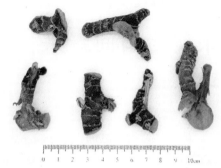

高良姜药材

道地药材品质

以粗壮、坚实、红棕色、味香辣者为佳。

功能与主治

温胃止呕，散寒止痛。用于脘腹冷痛，胃寒呕吐，嗳气吞酸。

用途

**药用** 高良姜为活血风寒膏、回生口服液、七味胃痛胶囊、胃痛片、温胃降逆颗粒、胃泰胶囊、痹痛熨剂、复方追风膏、妇科回生丸、齿痛宁、胃病丸、补血调经片、胃炎康胶囊、胃气痛片等多种中成药的主要原料。

**香料** 高良姜具有类似花椒与生姜混合的独特香味，不但可以去腥膻，还可以增香、定香，是极其常用的香料，同时也是咖喱粉的主要原料之一。

# 桃金娘

## 果实为山间野果
## 山菍

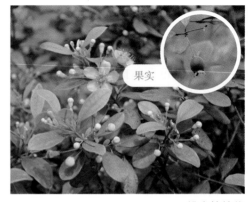

果实

桃金娘植物

桃 金 娘［*Rhodomyrtus tomentosa*（Ait.）Hassk.］俗称"岗菍、山菍、稔仔、乌肚子"。来源于桃金娘科植物，根入药。果实入药，称山菍，亦当野果食用。野生品种，主要分布地区有广东、广西、福建、江西、贵州、云南等。

### 植物特征

1 灌木；嫩枝有灰白色柔毛。
2 叶对生，革质，先端常微凹入，上面发亮，下面有灰色茸毛，离基三出脉。
3 花有长梗，常单生，紫红色。
4 浆果卵状壶形，先青绿色后红棕色，熟时紫黑色。

### 药材经验鉴别

1 不规则片块或短段。
2 表面黑褐色或红棕色，有粗糙纵皱纹，外皮常脱落。
3 质硬而致密，不易折断。
4 断面淡棕色，中部颜色较深，老根可见同心性环纹。
5 气微，味涩。

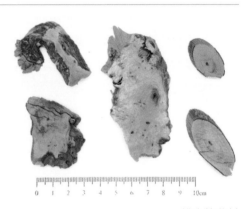

桃金娘药材

### 道地药材品质

以根粗大、质硬者为佳。

养血疏肝，通络止痛。用于肝气郁滞之胸胁疼痛，风湿骨痛，崩漏，腰肌劳损。

**用途**

**药用** 桃金娘为鸡骨草肝炎丸（冲剂）、复方岗稔片、花红颗粒（胶囊／片）等多种中成药的主要原料。

**附** 果实（山菍）

**鉴别：** 呈长圆球形，一端稍尖；表面棕黑色或灰褐色，皱缩，有短茸毛，顶端平截，有5裂宿存萼片；基部圆钝，有果柄脱落的疤痕；质硬，内果皮浅棕色，显颗粒性；种子多数，细小，扁平，具密集疣状突起；中央具中轴胎柱1条。气微，味甘、微涩。

**功能与主治：** 养血止血，涩肠固精。用于血虚体弱，吐血，劳伤咳血，便血，崩漏，遗精，带下，痢疾，脱肛，烫伤，外伤出血。（便秘者慎用）

**泡酒：** 桃金娘果实味道甜美，民间常用来泡酒，有补益作用。

# 凉粉草

## 大暑吃"仙草"，
## 活如神仙不会老

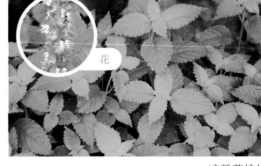

凉粉草植物

凉粉草［*Platostoma palustre* (Blume) A. J. Paton］俗称"仙草、仙人草、仙人冻、仙人伴"。药食两用资源。来源于唇形科植物，全草入药。野生或栽培，主要分布在广东、广西、江西、福建等省区。

### 植物特征

1. 一年生草本；枝及茎被柔毛及细刚毛，后脱落无毛。
2. 单叶对生，叶窄卵形或近圆形，先端尖或钝，基部宽楔形，具锯齿，两面被毛。
3. 轮伞花序组成顶生总状花序；花萼密被白色柔毛；花冠白或淡红色，被微柔毛，喉部膨大，上唇4浅裂。
4. 小坚果黑色，长圆形。

### 药材经验鉴别

1. 茎呈方柱形，被灰棕色长毛，外表棕褐色。
2. 叶对生，多皱缩或破碎，完整叶长圆形或卵圆形，先端钝圆，基部渐窄成柄，边缘有小锯齿；纸质，稍柔韧，两面皆被疏长毛。
3. 质脆易断，中心有髓。
4. 气微，味微甘，嚼之有黏性。

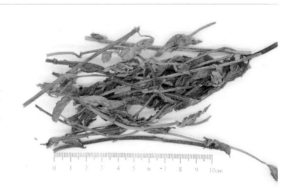

凉粉草药材

以叶多、黑褐色、水湿后有黏液者为佳。

清热解暑，除热毒。用于中毒、消渴、高血压、肌肉、关节痛。

### 用途

**药用**　凉粉草为壮腰健肾丸、补血宁神片、小儿止泻灵颗粒、益肾养元合剂、通淋胶囊、前列消胶囊、葆宫止血颗粒、宁心补肾丸、水陆二味丸、金樱子膏、治带片、补肾强身胶囊、肾炎平颗粒、固精补肾丸等多种中成药的主要原料。

**食用**　2010 年国家卫生部将凉粉草（仙草）允许凉粉草作为普通食品生产经营。不仅是制作凉粉、烧仙草等果冻类饮品的主要原料，一般认为新货黏性大，质量为好；同时，也是王老吉、和其正、加多宝等品牌凉茶的主要原料，一般认为陈化一段时间后味香，质量为优。

# 积雪草

## 瘢痕修复小能手

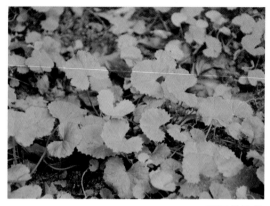

积雪草植物

积雪草〔*Centella asiatica*（L.）Urban〕俗称"大金钱草、铜钱草、马蹄草、崩大碗、雷公根"。来源于伞形科植物，全草入药。分布于全国多省区。

## 植物特征

1 多年生草本，茎匍匐，节上生根。
2 叶肾形或马蹄形，有钝锯齿，两面无毛或下面脉上疏生柔毛。叶柄基部叶鞘透明，膜质。
3 伞形花序，有花 3~4 朵；花瓣卵形，紫红或乳白色，膜质。
4 果两侧扁，圆球形，每侧有纵棱数条，棱间有明显的小横脉。

## 药材经验鉴别

1 常卷缩成团状。根圆柱形，表面浅黄色或灰黄色；茎细长弯曲，黄棕色，节上常着生须状根。
2 叶多皱缩、破碎，完整者展平后近圆形或肾形，灰绿色，边缘有粗钝齿，扭曲。
3 伞形花序腋生，短小；双悬果扁圆形，有明显隆起的纵棱及细网纹。

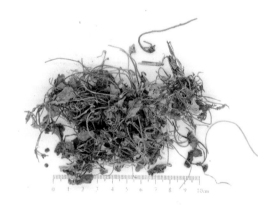

积雪草药材

4 气微，味淡。

以叶片多、绿色者为佳。

清热利湿，解毒消肿。用于湿热黄疸，中暑腹泻，石淋血淋，痈肿疮毒，跌打损伤。

用途

**药用** 积雪草为复方积雪草片、三金胶囊（片/颗粒）积雪苷片、积雪苷胶囊（片）、积雪苷霜软膏、玉叶解毒颗粒（糖浆）、青梅感冒颗粒、银龙清肝片、灵源万应茶等多种中成药的主要原料。

**凉茶** 积雪草为南方常用草药，岭南地区常将其作为夏季解暑的凉茶食用。

# 粉葛

## 解肌退热、凉血消渴药食同源之品

甘葛藤〔*Pueraria montana* var. *thomsonii*（Bentham）M. R. Almeida〕俗称"甘葛"。为药食同源之品，民间常用食材。

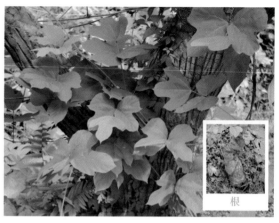

粉葛植物

来源于豆科植物，根入药。花蕾亦入药，称为"葛花"。野生、栽培均有，除新疆、西藏外，大部分范围内均有分布，主要栽培地区有广东、广西等。

### 植物特征

1. 粗壮藤本，全体被黄色长硬毛，茎基部木质，有粗厚块状根。
2. 羽状复叶具 3 小叶；托叶背着，卵状长圆形；小托叶线状披针形；小叶三裂，被柔毛。
3. 总状花序；花冠紫色，旗瓣倒卵形，基部有硬痂状附属体；翼瓣镰状。
4. 荚果长椭圆形，扁平，被褐色长硬毛。

### 药材经验鉴别

1. 圆柱形、类纺锤形或半圆柱形；有的为纵切或斜切厚片。
2. 表面黄白色或淡棕色，未去外皮的呈灰棕色。
3. 体重，质硬，富粉性，横切面可见由纤维形成的浅棕色同心性环纹，纵切面可见由纤维形成的数条纵纹。

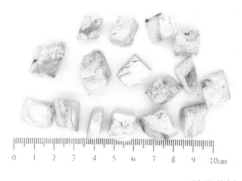

粉葛药材

4 气微，味微甜。

以块大、质坚实、色白、粉性足、纤维少者为佳。

**功能与主治**

解肌退热，生津止渴，透疹，升阳止泻，通经活络，解酒毒。用于外感发热头痛，项背强痛，口渴，消渴，麻疹不透，热痢，泄泻，眩晕头痛，中风偏瘫，胸痹心痛，酒毒伤中。

**用途**

**药用**　粉葛为丹灯通脑（软）胶囊、玉液冲剂、玉泉片、含化上清片、当归拈痛丸、参芪消渴胶囊、十味消渴胶囊、心脉通胶囊、气血康胶囊等多种中成药的主要原料。

㊟ **煨粉葛**

鉴别：呈不规则厚片或小方块；表面微黄色、米黄色或深黄色。体重，质硬，粉性。气香，味微甜。

功能与主治：解肌退热，止渴，透疹，升阳止泻。用于外感发热头痛，项背强痛，口渴，消渴，麻疹不透，热痢，泄泻，眩晕头痛，项颈强痛。

**葛花**

鉴别：扁肾形或长卵形；萼片灰绿色，基部联合，先端5裂，被棕黄色茸毛；花冠浅紫色或浅棕色，5枚。气微弱，味淡。

功能与主治：解酒醒脾，解肌退热，生津止渴，止泻止痢。用于伤酒发热烦渴，不思饮食，呕吐吐酸，吐血，肠风下血。

# 益智仁

## 温肾固精"状元果"

益智（*Alpinia oxyphylla* Miq.）俗称"益智仁、益智子"。为"四大南药"之一。来源于姜科植物，果实入药。主要分布于广东、海南等地。

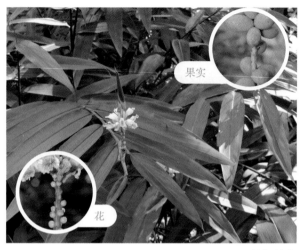

益智植物

### 植物特征

1　高 1~3m，茎丛生，根茎短。
2　叶披针形，先端尾尖，基部近圆，边缘具脱落性小刚毛；叶柄短，叶舌膜质，2 裂。
3　总状花序花蕾时全包于帽状总苞片中，花时整个脱落；花萼筒状，被柔毛；花冠裂片白色，被疏柔毛；唇瓣粉白色，具红色脉纹，先端边缘皱波状。
4　蒴果球形，干后纺锤形，被柔毛，有隆起维管束线条。

### 药材经验鉴别

1　椭圆形，两端略尖。
2　表面棕色或灰棕色，有纵向突起棱线，顶端有花被残基，基部常残存果梗。果皮薄而稍韧，与种子紧贴，种子集结成团，有隔膜将种子团分为 3 瓣。
3　种子呈不规则扁圆形，表面灰褐色或灰黄色，外被淡棕色膜质的

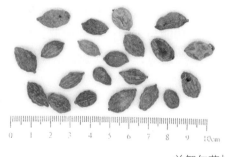

益智仁药材

假种皮；质硬，胚乳白色。

4 香气特异，味辛、微苦。

道地药材品质

以粒大饱满、气味浓者为佳。

**功能与主治**

暖肾固精缩尿，温脾止泻摄唾。用于肾虚遗尿，小便频数，遗精白浊，脾寒泄泻，腹中冷痛，口多唾涎。

**用途**

**药用** 益智为益智康脑丸、四香祛湿丸、健脑丸（胶囊）、宁心益智胶囊、小儿石蔻散、孕康颗粒（合剂）、缩泉丸（胶囊）、固肾定喘丸、降糖舒片、智杞颗粒、利肝和胃丸、更年欣胶囊等多种中成药的主要原料。

**香辛料** 益智在民间有着"小砂仁"之称，是药食同源之品，是常用的香辛调味料。

# 黄皮核

## 理气散结，用于疝气

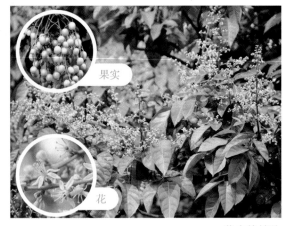

果实

花

黄皮核植物

黄皮核 [ *Clausena lansium* ( Lour. ) Skeels ]，果实为岭南水果，味酸甜。来源于芸香科植物，种子入药。分布于广东、海南、广西等省区。

### 植物特征

1 小乔木。

2 奇数羽状复叶，小叶 5~11，卵形或卵状椭圆形，叶缘波状或具浅圆锯齿。

3 花顶生，多花；花瓣 5，白色，稍芳香，雄蕊 10。

4 果球形、椭圆形或宽卵形，淡黄至暗黄色，被毛，果肉乳白色，半透明。

### 药材经验鉴别

1 卵圆形，稍扁，表面明显分成两色，顶部淡黄色，下部黄绿色，顶端略弯向一侧，有一长椭圆形种脐；基部钝圆，有合点。

2 种皮薄，质脆易破碎，子叶 2 枚，土黄色，扁平而肥厚。

3 质脆。

4 气微，味苦涩，微辛。

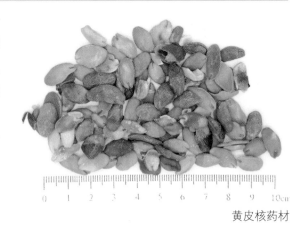

黄皮核药材

以种子完整、黄青色者为佳。

理气消滞，散结止痛。用于食滞胃痛，疝气疼通，睾丸肿痛。

### 用途

**药用**　黄皮核除传统饮片药用外，其因含油量高，还可用于提取挥发油。

**食用**　黄皮核虽为药用之品，但黄皮果却为我国南方常见果品，除鲜食外还可糖渍成凉果。

附　**其他药用部位**

果实　生食或晒干食用，具消食、化痰、理气作用。

黄皮根、树皮　具消肿、利小便的功效。

黄皮叶　疏风解表、除痰行气。用于防治感冒，咳嗽，小便不利，气胀腹痛；外用消风肿，治疥癞。

# 淡竹叶

## 清心除烦，利尿通淋有佳效

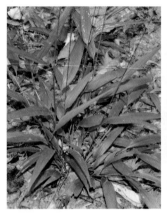

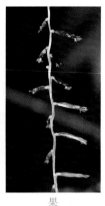

果

淡竹叶植物

淡竹叶（*Lophatherum gracile Brongn.*）俗称"碎骨草、山鸡米草、竹叶草"。来源于禾本科植物，地上部分入药。分布于我国南方各省区。

### 植物特征

1 多年生草本；具木质根头，须根中部膨大呈纺锤形小块根；秆直立，疏丛生。

2 叶鞘平滑或外侧边缘具纤毛；叶舌褐色，背有糙毛；叶片披针形，具横脉，有时被柔毛或疣基小刺毛，基部收窄成柄状。

3 圆锥花序，小穗线状披针形，柄极短。

4 颖果长椭圆形。

### 药材经验鉴别

1 茎圆柱形，有节，表面淡黄绿色；断面中空。

2 叶鞘开裂；叶片披针形，有的皱缩卷曲，表面浅绿色或黄绿色，叶脉平行，具横行小脉，形成长方形的网格状，下表面尤为明显。体轻，质柔韧。

3 气微，味淡。

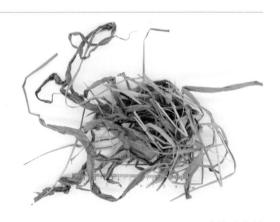

淡竹叶药材

以叶多、质柔软、色青绿、无花穗者为佳。

功能与主治

清热泻火，除烦止渴，利尿通淋。用于热病烦渴，小便短赤涩痛，口舌生疮。

用途

**药用** 淡竹叶为维 C 银翘颗粒（片）、银翘颗粒（片）、银翘解毒片（颗粒 / 丸 / 胶囊）、羚翘解毒丸、清凉防暑冲剂、清暑解毒冲剂、清暑解毒颗粒、口炎胶囊（片）、小儿七星茶颗粒（冲剂）、小儿退热颗粒等多种中成药的主要原料。

**食用** 淡竹叶为药食同源之品，不仅是家庭清心消暑药膳的常用原料，还是广泛运用于广东凉茶、源吉林甘和茶、广东凉茶颗粒、广东廿十四味凉茶等众多凉茶。

# 野菊花

## 清热解毒、泻火平肝的小菊花

野菊花（*Chrysanthemum indicum* Linnaeus）俗称"黄菊花、山菊花"。来源于菊科植

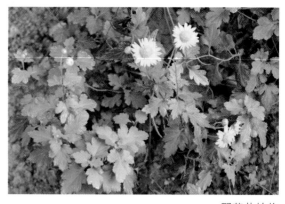

野菊花植物

物，头状花序入药。野生、栽培均有；野生主要分布于广东、广西、福建等省区；主要栽培地区有河南、湖北、山东等。野菊花除药用外，还可用于牙膏等日化用品。

### 植物特征

1. 多年生草本，地下具匍匐茎。茎直立或铺散。茎枝被疏毛，上部及花序枝上毛较多。
2. 下部叶花期脱落。中部叶羽状半裂或浅裂，边缘有浅锯齿。基部截形，两面有柔毛。
3. 头状花序，在茎枝顶排成伞房圆锥花序。苞片边缘白色或褐色宽膜质；舌状花黄色。

### 药材经验鉴别

1. 类球形，棕黄色。
2. 外层苞片外面中部灰绿色，被白毛，边缘膜质；内层苞片膜质，外表面无毛。总苞基部有的残留总花梗。
3. 舌状花 1 轮，黄色至棕黄色，皱缩卷曲；管状花多数，深黄色。
4. 体轻。气芳香，味苦。

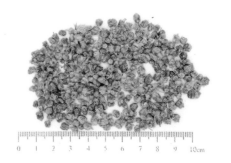

野菊花药材

以完整、色黄、气香者为佳。

清热解毒，泻火平肝。用于疔疮痈肿，目赤肿痛，头痛眩晕，湿疹，皮炎，风热感冒，咽喉肿痛，高血压。

用途

**药用** 野菊花为感冒灵颗粒（片）、尿清舒颗粒、罗己降压片、舒泌通胶囊、复方感冒灵胶囊、鼻渊胶囊、明目二十五味丸、洁身洗液、菊明降压片（丸）、喉痛灵片、菊蓝抗流感片、咽炎含片、野菊花栓等多种中成药的主要原料。

# 鹅不食草

## 发散风寒，外用内服
## "通鼻气"

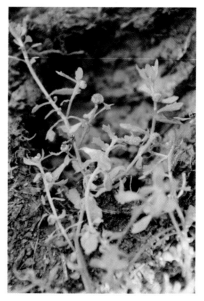

鹅不食草植物

石胡荽［*Centipeda minima*（L.）A. Br. et Aschers.］俗称"鹅不食草、球子草"。来源于菊科植物，全草入药。分布于我国各省区。

1 一年生草本；茎多分枝，匍匐状，微被蛛丝状毛或无毛。
2 单叶互生，楔状倒披针形，先端钝，基部楔形，边缘有少数锯齿，无毛或下面微被蛛丝状毛。
3 头状花序小，单生于叶腋，扁球形，总苞绿色；边花多层，花冠细管状，淡绿黄色；盘花花冠管状，4深裂，淡紫红色。
4 瘦果椭圆形，具4棱，棱有长毛。

### 药材经验鉴别

1 缠结成团；须根纤细，淡黄色；茎细，多分枝。
2 叶小，近无柄；叶片多皱缩、破碎，完整者展平后匙形，表面灰绿色或棕褐色，边缘有3~5个锯齿。头状花序黄色或黄褐色。
3 质脆，易折断，断面黄白色。
4 气微香，久嗅有刺激感，味苦、微辛。

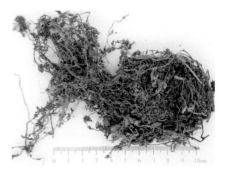

鹅不食草药材

以带花序多、绿褐色者为佳。

发散风寒，通鼻窍，止咳。用于风寒头痛，咳嗽痰多，鼻塞不通，鼻渊流涕。

用途

**药用** 鹅不食草为鼻炎康片、芩芷鼻炎糖浆、鼻通滴鼻剂、通关散、热可平注射液、罗浮山百草油、苍鹅鼻炎片、喉痛片、鼻舒适片、鼻通宁滴剂、复方鼻炎膏、鼻通丸、伤风净喷雾剂、口鼻清喷雾剂等多种中成药的主要原料。

# 黑老虎

## 果实似球形的菠萝，酸甜可口

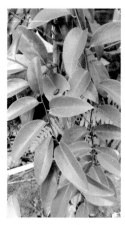

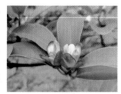

花

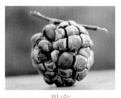

果实

黑老虎植物

黑老虎［*Kadsura coccinea*（Lem.）A. C. Smith］俗称"过山龙、冷饭团"。为广东常用中草药。来源于木兰科植物，根入药。果实可作水果食用。野生、栽培均有，主要栽培地区有广东、广西、贵州等。

### 植物特征

1 藤本，全株无毛。

2 叶革质，长圆形，短渐尖，基部宽楔形，全缘。

3 花单生于叶腋，雌雄异株；花被片红色，中轮最大 1 片椭圆形，最内轮 3 片明显增厚，肉质。

4 聚合果近球形，红色或暗紫色；小浆果倒卵形，外果皮革质，不显出种子。种子心形。

### 药材经验鉴别

1 圆柱形，略弯曲，长短不一。

2 表面深褐色，具纵皱纹及横向深裂，弯曲处深裂成横向沟纹。

3 皮部横向断裂成串珠状，易与木部分离；皮部厚，有密集小白点及放射状细纹。

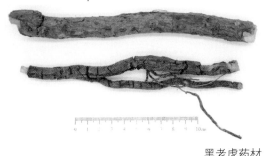

黑老虎药材

4 木部黄白色，可见多数小孔。

5 质坚韧，不易折断，断面纤维性。

6 气微香，味微辛、有类似番石榴味。

## 道地药材品质

以条大均匀，皮厚色黑，气味浓者为佳。

## 功能与主治

行气活血，祛风止痛。用于风湿痹痛，痛经，脘腹疼痛，跌打损伤。

### 用途

**药用** 黑老虎为筋骨跌打丸、壮腰健肾丸、舒筋健腰丸、桂龙药膏、驱风痛片、克痛酊、百花活血跌打膏、强力健身胶囊等多种中成药的主要原料。

**观赏** 黑老虎花期时间长，且五颜六色，易种植养护，不少地区作为庭院绿化观赏。

**附** **果实** 其外形独特，形似菠萝，味道鲜美、酸甜可口，可作为水果食用。

# 紫背天葵

鼎湖特产，叶背紫色，
泡水如血

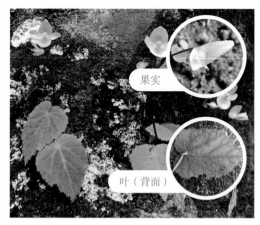

果实

叶（背面）

紫背天葵植物

紫背天葵（*Begonia fimbristipula Hance*）俗称"观音菜、血皮菜、天葵"。常用作保健饮料。来源于秋海棠科植物，全草入药。主要分布于广东、广西等地。

## 植物特征

1 多年生无茎草本；根状茎球状，具多数纤维状根。

2 叶基生，宽卵形，先端尖，基部心形，有大小不等三角形重锯齿，上面绿色，散生短毛；下面常紫红色，沿脉被毛，有不明显白色小斑点。

3 花粉红色，数朵，2~3回二歧聚伞状花序；雄花被片4，红色；雌花被片3。

4 蒴果下垂，倒卵状长圆形，具不等3翅，大翅近舌状。

## 药材经验鉴别

1 全株无地上茎。

2 叶皱缩团状，紫红色或深紫红色，润湿展平后宽卵形；具叶柄，先端尖，基部心形，边缘具重锯齿和缘毛，两面均有伏生粗毛；叶膜质，易碎。

3 以沸水泡之，水液呈紫红色。有特异酸样气，嗅之有刺鼻感，味微酸、涩。

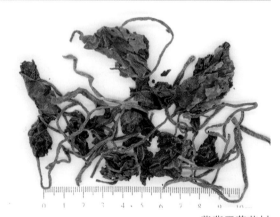

紫背天葵药材

以叶片大、深紫红色、有酸气者为佳。

清热解毒，凉血活血。用于感冒发热，肺热咳嗽，支气管炎，咯血，跌打肿痛，咽喉肿痛，烧烫伤。

## 用途

**药用** 紫背天葵暂未用于中成药生产，仅为消化汤、二紫蒲公汤等方剂的原料。

**食疗** 紫背天葵为广东肇庆鼎湖山的特色农产品，能清暑热、味甘酸可解渴，民间多将其制作成消暑解渴保健茶食用。

# 雾水葛

## 解毒消肿、排脓的"脓见消"

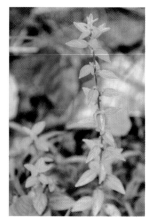

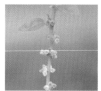

花

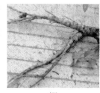

根

雾水葛植物

雾水葛〔*Pouzolzia zeylanica*（L.）Benn.〕俗称"吸脓膏、拔脓膏、糯米草"。来源于荨麻科植物，全草入药。分布于我国各省区。

### 植物特征

1 多年生草本；茎直立或渐升，常下部分枝，被伏毛或兼有开展柔毛。

2 叶对生，卵形或宽卵形，先端短渐尖，基部圆，全缘，两面疏被伏毛。

3 花两性，团伞花序；雄花4基数，花被片基部合生。

4 瘦果卵球形，有光泽。

### 药材经验鉴别

1 根较粗壮，圆柱形，表面皱缩，淡黄棕色。

2 主茎细小，分枝披散，疏被毛，红棕色，下部可见伏毛。

3 叶皱缩，质脆而易碎，叶柄纤细；完整者展开后卵形或宽卵形，基部圆，全缘，两面疏被伏毛。

4 气微，味淡。

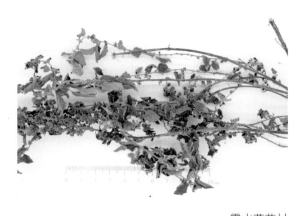

雾水葛药材

以叶多、色青绿，茎红棕色者为佳。

解毒消肿，排脓，清湿热。用于疮疡痈疽，乳痈，风火牙痛，肠炎，痢疾，尿路感染。

用途

**民间习用**　雾水葛民间称为"脓见消"，为山区农村习用草药，还用其全草制作防暑凉茶，或用根制作凉粉。

# 新会陈皮

## 广东三宝之首，理气健脾佳品

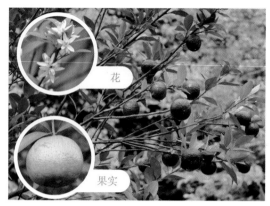

花

果实

新会陈皮植物

新会陈皮（*Citrus reticulata* 'Chachiensis'）俗称"广陈皮、新会柑皮、大红柑皮"。为"粤八味"之一。历史上有冈州（今新会）红皮之称。来源于芸香科植物茶枝柑，果皮入药。栽培品种，主要栽培地区有广东新会、四会。

### 植物特征

1 小乔木，分枝多，枝刺较少。
2 单身复叶，披针形，顶端常有凹口。
3 花单生，白色；雄蕊花柱细长，柱头头状。
4 果扁圆形，果顶略凹，柱痕明显，蒂部四周有时有放射沟，成熟时深橙黄色。

### 药材经验鉴别

1 常剥成3瓣，基部相连，有的呈不规则片状。
2 外表面橙黄色至棕褐色，有细皱纹，点状油室较大，对光照视，透明清晰。
3 内表面浅黄白色，粗糙，附黄白色或黄棕色筋络状维管束；质较柔软。
4 气香，味辛、苦。

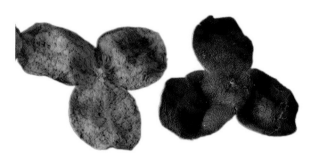

内表面

外表面

新会陈皮药材

以瓣大完整、色鲜艳、质柔软、香气浓者为佳。

**功能与主治**

理气健脾，燥湿化痰。用于脘腹胀满，食少吐泻，咳嗽痰多。

### 用途

**药用** 广陈皮为平安丸中成药的主要原料。

**食用** 广陈皮为药食同源之品，常将其作为陈皮绿豆粥、泡茶、药膳等食疗养生的食材；亦常用作调香剂，尤其是从鲜柑橘皮中提取的芳香性挥发油用量较大。

附 **社会价值** "新会陈皮"为国家地理标志产品、国家地理标志证明商标、广东省立法保护的8个岭南中药材之一。

**其他药用部位**

**橘核** 柑橘的种子。理气、散结、止痛；用于疝气疼痛，睾丸肿痛，乳痛，乳癖。

**橘红** 柑橘成熟果实的橙红色外果皮。理气宽中，燥湿化痰；用于咳嗽痰多，食积伤酒，呕吐痞闷。

**橘络** 柑橘果皮与果肉之间的网状络丝（维管束群）。通络、化痰止咳；用于咳嗽痰多，胸胁作痛。

**青皮** 柑橘未成熟的青绿色果皮（四花青皮）或幼小果实（个青皮）。疏肝破气、消积化滞；用于胸胁胀痛，疝气疼痛，乳痛，乳癖，食积气滞，脘腹胀痛。

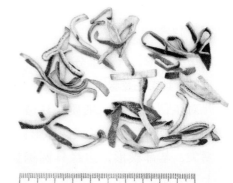

青皮药材

# 溪黄草

## 利湿、凉血，治黄疸性肝炎

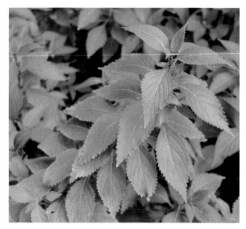

溪黄草植物

线纹香茶菜［*Isodon lophanthoides* (Buchanan-Hamilton ex D. Don) H. Hara］俗称"黄汁草、熊胆草、土黄莲"。来源于唇形科植物，全草入药。分布于广东、广西等地。野生或栽培。

### 植物特征

1 多年生草本；块根球状；茎被柔毛，基部匍匐。

2 叶宽卵形、长圆状卵形或卵形，基部宽楔形，具圆齿，两面被长硬毛，下面疏被褐色腺点；揉搓后有黄色汁液，可将手指染成黄色。

3 花萼钟形，疏被长柔毛及红褐色腺点，萼齿卵状三角形；唇形花冠白或淡粉红色，冠檐具紫色斑点。

4 小坚果褐色，扁卵球形。

### 药材经验鉴别

1 茎呈方柱形，有对生分枝，表面棕褐色，具柔毛及腺点。

2 叶对生，多皱缩，纸质，易破碎，完整者展开后卵圆形或阔卵形；顶端尖，基部楔形，边缘具圆锯齿；上下表面灰绿色，被短毛及红褐色腺点；水浸后以手揉之，有明显棕黄色液汁。

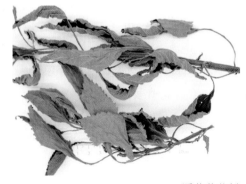

溪黄草药材

3 有时可见圆锥花序顶生或侧生。

4 质脆，断面黄白色，髓部有时中空。

5 气微，味微甘、微苦。

道地药材品质

以叶片多、嘴嚼或水浸渍呈黄色液者为佳。

功能与主治

清热利湿，凉血散瘀。用于湿热黄疸，腹胀胁痛，湿热泄泻，热毒泻痢，跌打损伤。

用途

**药用** 溪黄草为消炎利胆片（滴丸/颗粒/胶囊）、胆石通胶囊、参灵肝康胶囊、复方胆通胶囊（片）等多种中成药的主要原料。

**凉茶** 溪黄草是民间习用草药，岭南地区夏季常用溪黄草煲水作"凉茶"饮用，市场亦有将其开发成茶叶产品。

# 榕树须

## 榕树的气生根

小叶榕（*Ficus microcarpa L. f.*）俗称"榕须、吊风根"。常见的园林景观、绿化植物。来源于桑科植物，气生根入药。榕树叶亦入药使用。栽培品种，主要栽培地区有广东、广西、福建、云南等。

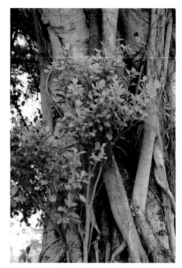

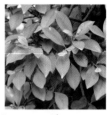

叶

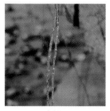

须根

榕树植物

### 植物特征

1 高大乔木，冠幅广展；多有锈褐色气根。

2 叶薄革质，狭椭圆形，表面有光泽，全缘；叶柄无毛；托叶披针形。

3 榕果成对腋生，成熟时黄或微红色，扁球形；雄花、雌花、瘿花同生于榕果内。

4 瘦果卵圆形。

### 药材经验鉴别

1 长条圆柱形，基部较粗，末端渐细，有分枝。

2 表面红褐色，具纵皱纹，有圆点状黄白色皮孔。

3 质柔韧，皮部不易折断，断面木部棕色。

4 气微，味苦、涩。

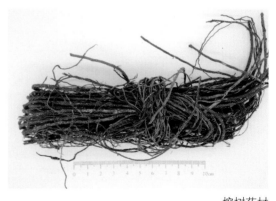

榕树药材

以条幼、红褐色者为佳。

清热解毒，祛风除湿，活血止痛。用于时疫感冒，顿咳，麻疹不透，乳蛾，目赤肿痛，风湿骨痛，痧气腹痛，胃痛，久痢，湿疹，带下，跌打损伤。

**用途**

**药用** 榕树须为清热凉茶、骨伤外科用药的主要原料。

（附）**榕树叶**

**鉴别**：波状卷曲，完整叶片展平后狭椭圆形，先端钝尖，上表面光滑，棕褐色，背面棕色，基部楔形或圆形，全缘，基出脉3条。革质，质脆。气微，味淡。

**功能与主治**：活血散瘀，清热利湿。用于跌打损伤，感冒，咳嗽，百日咳，目赤肿痛，牙痛，咽喉肿痛，痢疾，泄泻。

**药用**：榕树叶为咳特灵片、情安喘定片等中成药的主要原料。

# 豨莶草

## 风湿良药

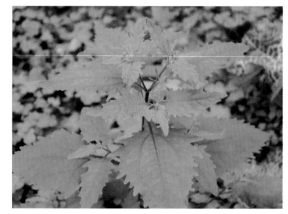

豨莶（*Sigesbeckia orientalis Linnaeus*）俗称"感冒草、虾柑草、粘糊菜"。来源于菊科植物，全草入药。分布于我国各省区。

豨莶草植物

植物特征

1 一年生草本；茎上部分枝常成复2歧状，分枝被灰白色柔毛。
2 中部叶三角状卵圆形或卵状披针形，基部下延成具翼的柄，边缘有不规则浅裂或粗齿，两面被毛，基出3出脉。
3 头状花序，多数聚生枝端，总苞宽钟状，总苞片外层5~6，线状匙形或匙形，内层苞片卵状长圆形或卵圆形；花黄色。
4 瘦果倒卵圆形，有4棱，顶端有灰褐色环状突起。

### 药材经验鉴别

1 茎略呈方柱形，多分枝；表面灰绿色、黄棕色或紫棕色，有纵沟和细纵纹，被灰色柔毛；节明显，略膨大；质脆，易折断，断面黄白色或带绿色，髓部宽广，类白色，中空。
2 叶对生，多皱缩、卷曲，展平后卵圆形，灰绿色，边缘

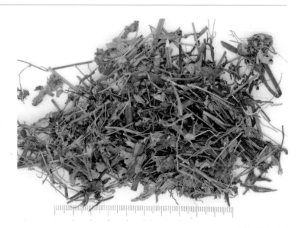

豨莶草药材

有钝锯齿，两面皆有白色柔毛，主脉3出。

3 有的可见黄色头状花序，总苞片匙形。

4 气微，味微苦。

以茎细、枝茂叶多、深绿色者为佳。

祛风湿，利关节，解毒。用于风湿痹痛，筋骨无力，腰膝酸软，四肢麻痹，半身不遂，风疹湿疮。

### 用途

**药用** 豨莶草为痔康片（胶囊）、豨莶风湿丸（片）、豨莶通栓胶囊（丸）、天丹通络片（胶囊）、健心胶囊、豨桐胶囊（丸）、豨莶丸、豨蛭络达胶囊、莶通栓丸、风湿豨桐片、豨红通络口服液等多种中成药的主要原料。

**食疗** 豨莶草民间又称为"风湿草"，岭南地区百姓常用其煲汤、煮水。

# 槟榔

## 处在"风口浪尖"上的杀虫、消积药

槟榔（*Areca catechu* L.）俗称"槟榔子、大腹子、宾门、青仔"。湖南、海南、台湾等省区有嚼用槟榔的习惯。来源于棕榈科植物，成熟种子入药。我国主产地海南、云南。均为栽培。

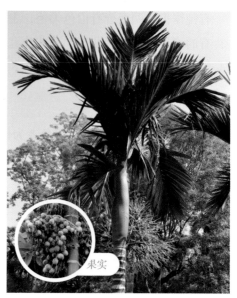

果实

槟榔植物

### 植物特征

1 高大乔木状；茎有环状叶痕。

2 叶簇生茎顶，大型，羽片多数，上部羽片合生，先端有不规则齿裂。

3 花雌雄同株，花序多分枝，花序轴粗扁，分枝曲折，上部着生1列或2列雄花，雌花单生于分枝基部。

4 果长圆形或卵球形，橙黄色，中果皮厚，纤维质；种子卵形，基部平截，胚乳嚼烂状。

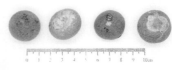

槟榔

### 药材经验鉴别

1 扁球形或圆锥形。

2 表面淡黄棕色或淡红棕色，具稍凹下的网状沟纹，底部中心有圆形凹陷的珠孔，其旁有1明显瘢痕状种脐。

3 断面可见棕色种皮与白色胚乳相间的大理石样花纹。

4 质坚硬，不易破碎。

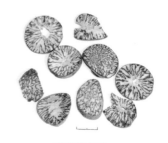

药材横截面

槟榔药材

5 气微，味涩、微苦。

## 道地药材品质

以个大、体重质坚、无枯心者为佳。

## 功能与主治

杀虫，消积，行气，利水，截疟。用于绦虫病，蛔虫病，姜片虫病，虫积腹痛，积滞泻痢，里急后重，水肿脚气，疟疾。

### 用途

**药用**　槟榔为槟榔七味丸、和胃疗疳颗粒、泻痢消片、调肝和胃丸、木香理气丸、（槟榔）四消丸、快胃舒肝丸、开郁顺气丸、小儿化滞散、小儿消积丸、调胃丹、小儿止嗽丸、健脾消食丸、宽胸利膈丸等多种中成药的主要原料。

**附**　**大腹皮**　槟榔干燥果皮亦作药用，为"大腹皮"，具有行气宽中，行水消肿的功效。用于湿阻气滞，脘腹胀闷，大便不爽，水肿胀满，脚气浮肿，小便不利。

**食用与法规定位：** 海南民间习惯将槟榔与青蒟叶、牡蛎贝壳灰一起嚼食；槟榔多以干果为原料加工成槟榔制品。但槟榔碱易灼伤口腔黏膜，长期嚼食，容易导致口腔病变，增加患口腔癌的风险。

槟榔目前未被列入药食同源目录，同时亦不属于新资源食品。2017 年，国家食品药品监督管理总局公布致癌物清单，槟榔果列入一级致癌物。2020 年，国家市场监督管理总局最新修订的《食品生产许可分类目录》，未将"食用槟榔"收录在内，这意味着槟榔不再作为食品来管理，也不能颁发食品生产许可证，槟榔作为食品的生产许可和监管已缺乏法律依据。2021 年，国家广播电视总局明确发文：停止利用广播电视和网络视听节目宣传推销槟榔及其制品。

# 墨旱莲

## 生品折断呈墨黑色的滋阴补肾药

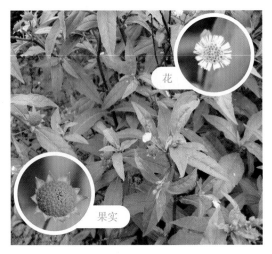

花

果实

墨旱莲植物

鳢肠（*Eclipta prostrata* L.）俗称"白花蟛蜞草、墨汁草、墨旱莲、旱莲草"。来源于菊科植物，全草入药。主产于我国南方各省区。

## 植物特征

1 一年生草本；茎基部分枝，被贴生糙毛，折断后断面呈墨黑色。

2 叶长圆状披针形或披针形，边缘有细锯齿或波状，两面密被糙毛。

3 头状花序，总苞球状钟形，总苞片绿色；外围雌花2层，舌状；中央两性花多数，花冠管状，白色。

4 瘦果暗褐色。

## 药材经验鉴别

1 全体被白色茸毛。茎圆柱形，有纵棱；表面绿褐色或墨绿色。

2 叶对生，近无柄，皱缩卷曲或破碎，完整者展平后长披针形，全缘或具浅齿，墨绿色。

3 瘦果椭圆形而扁，棕色或浅褐色。

4 气微，味微咸。

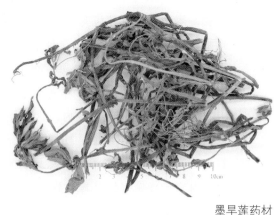

墨旱莲药材

以叶多、色墨绿者为佳。

滋补肝肾，凉血止血。用于肝肾阴虚，牙齿松动，须发早白，眩晕耳鸣，腰膝酸软，阴虚血热，吐血、衄血、尿血，血痢，崩漏下血，外伤出血。

用途

**药用**　墨旱莲为养血安神颗粒、安神补心片、玉叶清火片、止血祛瘀明目片、乌发丸、止血片、养血安神片、肝肾膏、二至丸（浓缩丸）、生血宝颗粒、女珍颗粒、生血宝合剂、息喘丸等多种中成药的主要原料。

# 橄榄

## 清肺利咽，潮汕"贡品"

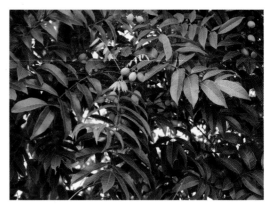

橄榄植物

橄榄 [ *Canarium album* ( Lour. ) Rauesch. ] 俗称"白榄、黄榄、青果"，常作水果食用。来源于橄榄科植物，果实入药。栽培于平原荒地及村边、庭院间，主产于广东、福建等省区。

## 植物特征

1 乔木，小枝幼部被黄棕色绒毛。
2 奇数羽状复叶，小叶 3~6 对，革质，披针形或椭圆形，叶脉明显，中脉发达。
3 花序腋生，雄花序为聚伞圆锥花序，雌花序为总状。
4 果序具 1~6 果。核果，成熟时黄绿色。

## 药材经验鉴别

1 梭形，两端钝尖，中部较圆。
2 表面棕黄色或黑褐色，凹凸不平，有抽沟及浅皱纹。果肉柔韧，灰棕色或棕褐色，可与果核剥离。
3 果核梭形，红棕色，具棱线 6 条。
4 横切面有 3 室，每室含种子 1 枚，为细长梭形，种皮红棕色，种仁白色，富油性。
5 质坚硬。
6 气微，味酸、微涩，嚼之有回甘味。

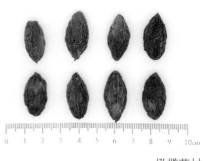

橄榄药材

以个大、坚实、灰绿色者为佳。

清肺，利咽，生津，解毒。用于咽喉肿痛，暑热烦渴，肠炎，腹泻，咯血，阴囊湿疹，可解河豚毒及醒酒。

**用途**

**药用** 橄榄药材商品上全国多数地区仍沿用青果之名，而广东则青果、白榄干两名兼用。广东有的地区把诃子幼果"藏青果"（西青果）简称为"青果"，易与正文所述品种混淆，应予区别。

橄榄为橄榄晶冲剂（颗粒）、咽炎片、青果止嗽丸、抗扁桃腺炎合剂、痔疮栓、药制橄榄盐、喉痛丸、清咽润喉丸、小儿抗痫胶囊等众多中成药的主要原料。

**食用** 橄榄为药食同源之品，我国南方常见水果，具有入口初涩，而咀嚼后香甜可口的独特风味，可生食或渍制成果脯。

**工业** 橄榄种仁可榨油，广泛运用于肥皂、润滑油制作。但须与日常调味食用的"橄榄油"做区别，食用橄榄油来源于木犀科木犀榄属的油橄榄。

橄榄木材灰黄褐色，材质坚实，是优良的家具制作材料。

附 **乌榄** 农贸市场、食品超市所售肴菜配料佳品"榄角""榄豉"亦常被称为"橄榄"，但其为橄榄同科同属植物乌榄果肉所腌制而成。

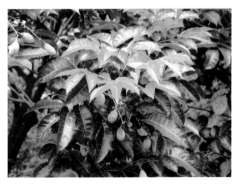

乌榄植物

# 薏苡仁

## 利水渗湿、消痈除痹之良药

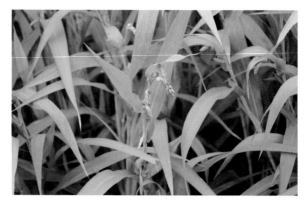

薏苡植物

薏苡（*Coix chinensis* var. *chinensis*）俗称"薏米、苡米"。来源于禾本科植物，种仁入药。药食同源之佳品。分布于全国大部地区，广东各地有产。野生或栽培。

### 植物特征

1 一年生草本；秆多分枝。
2 叶片宽大开展，无毛。
3 总状花序腋生，雄花序位于雌花序上部，具5~6对雄小穗。雌小穗位于花序下部，为甲壳质的总苞所包。
4 颖果大，长圆形，腹面具宽沟，基部有棕色种脐，质地粉性坚实，白色或黄白色。

### 药材经验鉴别

1 宽卵形或长椭圆形。
2 表面乳白色，光滑，偶有残存的黄褐色种皮；一端钝圆，另一端较宽而微凹，有1淡棕色点状种脐；背面圆凸，腹面有1条较宽而深的纵沟。
3 质坚实。
4 断面白色，粉性。
5 气微，味微甜。

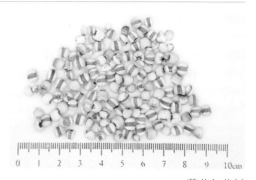

薏苡仁药材

以粒大饱满、色白、无破碎者为佳。

## 功能与主治

利水渗湿，健脾止泻，除痹，排脓，解毒散结。用于水肿，脚气，小便不利，脾虚泄泻，湿痹拘挛，肺痈，肠痈，赘疣，癌肿。

### 用途

**药用**　薏苡仁为金甲排石胶囊、千斤肾安宁胶囊、肥儿口服液、小儿渗湿止泻散、小儿止泻灵颗粒、湿热痹片（冲剂）、白带净丸、保济口服液、养脾散、胃炎宁冲剂、溃疡散胶囊、宝儿康糖浆（散）等多种中成药的主要原料。

**食用**　薏苡仁广东民间用作祛湿粥及"清补凉"的原料。